Dr. Sofia Sienko

Die neuen Heilsteine

Der Schlüssel zu den Wirkungen
besonderer und seltener Heilsteine –
mit Legemustern bei Allergien, Schmerzen,
Infektionen, Erschöpfungszuständen
und vielem mehr

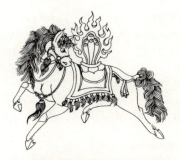

WINDPFERD

WICHTIGER HINWEIS DES VERLAGES

Dieses Buch enthält die Ansichten und persönlichen Erfahrungen der Autorin. Die hier vorgestellten Informationen und Übungen sind für Interessierte zur Weiterbildung gedacht und nicht als Therapie- und Diagnoseanweisung im medizinischen Sinne zu verstehen, ebenso sollen sie nicht als Anleitung zur Eigendiagnose oder zur Selbstheilung verstanden werden. Hierzu befragen Sie bitte Ihren Arzt und/oder Heilpraktiker. Die Autorin und der Verlag übernehmen keinerlei Haftung für die Resultate der im Buch beschriebenen Übungen, Tips und Anleitungen.

ÜBER DIE AUTORIN

Dr. Sofia Sienko ist Jahrgang 1958. 1979 Ausbildung und Praxis als Masseurin und medizinische Bademeisterin. Später Ausbildung zur Diplom-Biologin. 1992 Doktorgrad im Fachbereich Virologie an der Medizinischen Mikrobiologie und Immunologie der Universität Bonn. Über 20 Jahre aktive Beschäftigung mit Esoterik, seit 1990 mit dem Schwerpunkt Edelsteine. Sofia Sienko hält Seminare über Edelsteine und berät interessierte Personen.

1. Auflage 1998
© 1998 by Windpferd Verlagsgesellschaft mbH, Aitrang
Alle Rechte vorbehalten

Umschlaggestaltung:	Kuhn Grafik, Digitales Design, Zürich
Lektorat:	Roland Rottenfußer
Fotografien:	Kuhn Grafik, Digitales Design, Zürich
Illustrationen:	Anita Kolb (Steinauflagen)
Gestaltung:	Peter Krafft Designagentur, Freiburg
Satz:	DER UEBEL, Sulzburg
Gesamtherstellung:	Schneelöwe, Aitrang

ISBN 3-89385-235-2

Printed in Germany

DANKSAGUNG

Vor allem danke ich meinen Freundinnen Elke Schmoranz-Kautz und Irma Daza. Die eine von ihnen ist Astrologin, die andere arbeitet mit Steinen. Da kommt durch Gespräche und regen Gedankenaustausch natürlich ganz schnell Stoff für ein neues Buch zusammen. An dieser Stelle möchte ich auch allen danken, die mich nach Erscheinen des »Steinschlüssels« angeschrieben und angerufen haben. Eine derartige Resonanz hatte ich nicht erwartet. Ich habe mich riesig über alle Zuschriften gefreut und alle beantwortet.

INHALT

Einleitung	7
Bildtafeln	9
Vorwort	13

KAPITEL I
EDELSTEINLEXIKON:
SELTEN VERWENDETE HEILSTEINE
VON A BIS Z

Adamin	16
Andenopal	18
Antimonit	20
Apophyllit	22
Aventurin	24
Axinit	25
Beryll-Katzenauge	27
Biotit-Linse	29
Buntfeldspat	30
Cavansit	31
Cerussit	33
Danburit	35
Diaspor	36
Donnerei	38
Epidot	40
Flintsteinaggregat	42
Fluorit	45
Fuchsit	47
Girasol	48
Goshenit	50
Gwindelquarz	51
Hanksit	53
Howlith	54
Kakoxenit	56
Kassiterit	58
Kupferchalzedon	59
Mookait	61
Moqui Marble	63
Neptunit	64
Phenakit	66
Porcellanit	68
Prehnit	69

Purpurit	71
Quarz-Katzenauge	72
Sardonyx	74
Schwarze Lava	75
Skapolith	77
Spinell	78
Sterndiopsid	80
Thulit	82
Wüstenrose	83
Zapfensande	85
Zepterquarz	86
Zirkon	88

KAPITEL II
DIE AURA-TYPEN

Was gilt es zu beachten?	92
Haupt- und Mischtypen	95
Der Kopf-Typ	96
Der Herz-Typ	98
Der Bauch-Typ	99
Mischtypen	101
Sprüche, an denen ich die drei Typen erkenne	102

KAPITEL III
LEGEMUSTERSKIZZEN

Kopf	106
Hals	110
Schulter und Arme	112
Brust und Rücken	114
Bauch	117
Hüfte und Beine	122
Knie	125
Fuß	126
Allgemeinbeschwerden	127

KAPITEL IV
ERDUNGSÜBUNG

Allein oder zu zweit	142
Literaturverzeichnis	151
Adressen und Bezugsquellen	152

EINLEITUNG

Was ist neu an diesem Buch? Vor allem die prägnante Darstellung hochaktueller Heilsteine. Die meisten der im folgenden beschriebenen Steinsorten sind so etwas wie Insidersteinchen: neu, selten gebraucht, unbekannt, in der Literatur kaum erwähnt. Diese Steine zeigen uns ihr junges Gesicht: noch ungeprägt, ohne typische Mimik, mit nur geringem Wiedererkennungswert.

Meine – hoffentlich hinreichend genaue – Charakterisierung der Edelsteinwirkungen wird diesen neuen Steinen mehr Gesicht verleihen und Berührungsängste mit ihnen zu verhindern helfen. Ich schreibe über sie aus der sehr persönlichen Perspektive einer Kristall-Liebhaberin, Behandlerin und magisch arbeitenden Privatperson mit grundsätzlichem Interesse an den Heileffekten aller Heilsteine dieser Welt.

Ich besitze viele Mineraliensorten, von denen man selten etwas lesen oder hören konnte. Zum Heilen verwende ich viele schon sehr lange, und dies oft und gern. Jeden Kristall, den ich auf seine wesenstypischen, unverwechselbaren Wirkungen und Effekte hin getestet habe, möchte ich Ihnen auf den folgenden Seiten präsentieren.

Alles Charakteristische, nur diesem Stein eigene, Faszinierende versuchte ich, einzufangen und mittels eines einprägsamen Mottos – als eine Art Wiedererkennungshilfe – auf den Punkt zu bringen. Dabei erhebe ich keinen Anspruch auf Vollständigkeit oder Objektivität, im Gegenteil: Ich wollte das eher Typische, Einzigartige jeder dieser Steinwesenheiten darstellen, ihre Unterschiede betonen, sie gegenüber wohlbekannten, gut beschriebenen Sorten klarer abgrenzen und jeder dieser kleinen Raritäten ein unverwechselbares Gesicht verleihen helfen.

Deshalb habe ich auch auf ein starres Beschreibungsschema, das alle Wirkungsebenen (spirituelle, mentale, seelisch-geistige und physische Heileffekte) der Reihe nach abhakt, verzichtet. Ein Schema vereinfacht zugegebenermaßen die Darstellung, würdigt aber die Wirkungen sehr einseitig gepolter, vorwiegend nur auf einer Heilebene arbeitender Steine (z. B. Danburit) leider nur sehr unvollkommen.

Die Neuen, unter denen natürlich auch einige altbekannte, aber kaum benutzte sind, werden jede Behandlung mit alten, gut beschriebenen Steinsorten ergänzen und bereichern.

Ebenfalls neu in diesem Buch finden Sie erstmalig komplette Heilbehandlungsvorschläge mit Steinen für Ihre Kristallarbeit zu

Hause: Sie wählen für sich oder Ihren Patienten ein Steinlegemuster gegen ein bestimmtes Leiden aus (Tips siehe Kapitel 2) und führen einfach vor, während oder nach der Legung die detailliert beschriebene Erdungsübung (siehe Kapitel 3) durch.

Nun wissen Sie zumindest ganz genau, wie eine Steintherapiesitzung bei mir normalerweise abläuft – und wie Sie sie ganz professionell selber machen können!

BILDTAFEL

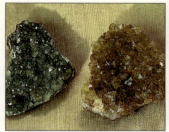
ADAMIN

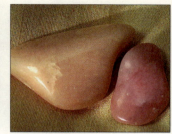
ANDENOPAL

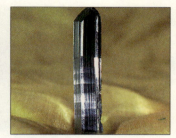
ANTIMONIT

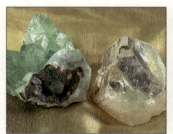
APOPHYLLIT

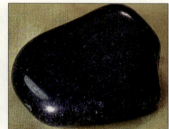
AVENTURIN

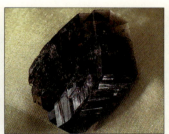
AXINIT

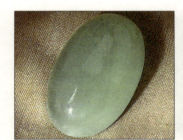
BERYLL-KATZENAUGE

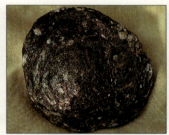
BIOTIT-LINSE

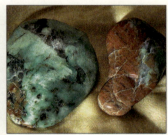
BUNTFELDSPAT

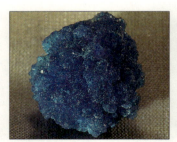
CAVANSIT

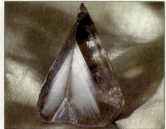
CERUSSIT

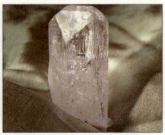
DANBURIT

BILDTAFEL

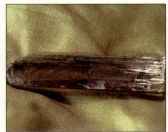
DIASPOR

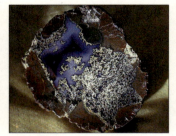
DONNEREI

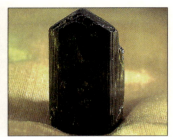
EPIDOT

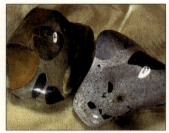
FLINTSTEINAGGREGAT

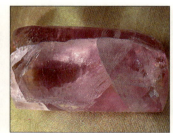
FLUORIT

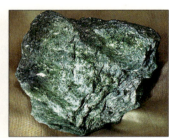
FUCHSIT

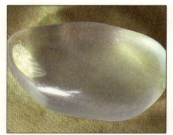
GIRASOL

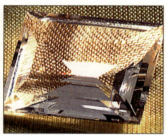
GOSHENIT

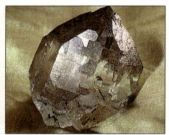
GWINDELQUARZ

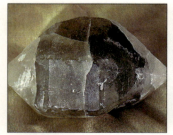
HANKSIT

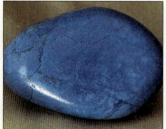
HOWLITH

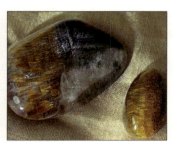
KAKOXENIT

BILDTAFEL

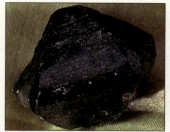
KASSITERIT

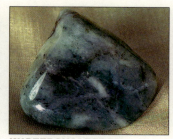
KUPFERCHALZEDON

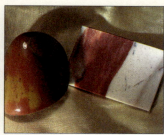
MOOKAIT

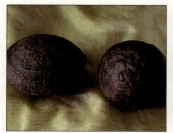
MOQUI MARBLE

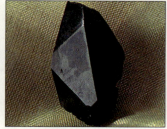
NEPTUNIT

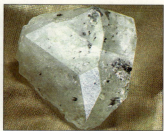
PHENAKIT

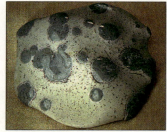
PORCELLANIT

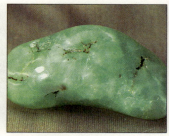
PREHNIT

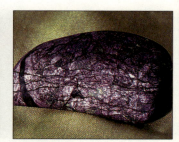
PURPURIT

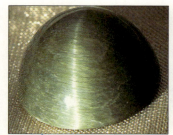
QUARZ-KATZENAUGE

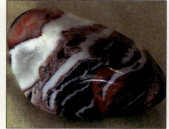
SARDONYX

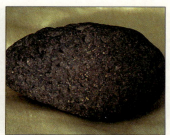
SCHWARZE LAVA

BILDTAFEL

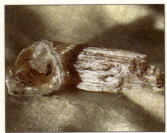
SKAPOLITH

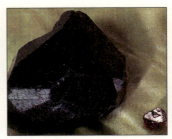
SPINELL

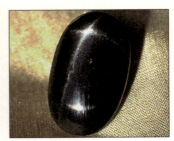
STERNDIOPSID

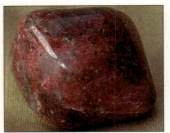
THULIT

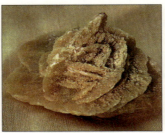
WÜSTENROSE

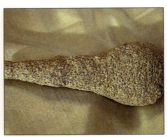
ZAPFENSANDE

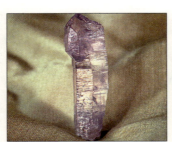
ZEPTERQUARZ

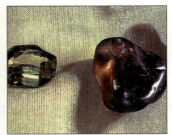
ZIRKON

VORWORT

… und schon sind wieder ein, zwei Jahre seit dem Erscheinen meines ersten Buches, des »Steinschlüssel«, vorbei.

Unauffällig, aber unaufhaltsam fanden sich in den letzten Jahren, in denen ich eine Ausbildung zur Heilpraktikerin absolvierte, viele neue Steine bei mir ein. Natürlich war ich völlig unschuldig an der ganzen Sache: Meine neuen Freundinnen, die ich während der Ausbildung in meiner Schule in Köln kennenlernte, schenkten mir viele Mineralien, von meinen alten Freundinnen ganz zu schweigen! Aus jedem Urlaub, zu Geburtstagen, zu Weihnachten und auch ganz ohne vorgeschobenen Anlaß bekam ich von diesen eingefleischten Steinliebhaberinnen schöne neue Heilsteine ins Haus. Die Fahrten zur Heilpraktiker-Schule waren oft nur dürftig getarnte Einkaufsfahrten in einschlägige Kölner Läden – nach Schulschluß, versteht sich. Die Paukerei war schon ein ziemlich großer Streß. Am besten konnte und kann ich aber nun mal abschalten, wenn ich mich mit meinen Steinen und Ritualen beschäftige. Der Platz auf meinen Regalen wurde in letzter Zeit knapp. Die Abstände zwischen den Steinen schrumpften zusammen – ach, einer ging immer noch rein ins Regal. Inzwischen habe ich viele neue Steinarten getestet, alte Heilsteinlegemuster optimiert und für allerlei Beschwerden und Gebrechen neue zusammengestellt. Mein Protokollbuch schwoll sichtlich an.

Einen Teil meiner neuen Erkenntnisse konnte ich auf meinen Wochenend-Heilsteinseminaren zum Besten geben. Doch die Zeit auf Seminaren ist nun mal genauso begrenzt wie die Aufnahmekapazität für Teilnehmer. Ein enormes Interesse an detaillierten, weiterführenden Informationen war bei allen, die meine Seminare besuchten und den »Steinschlüssel« gelesen hatten, vorhanden.

Hierbei zeigte es sich, daß die meisten eifrig mit ihren Steinen experimentierten und gern ihr frisch erworbenes Wissen vertiefen wollten. Am häufigsten wurden verständlich formulierte, kurze Informationen zu seltener in der Literatur erwähnten Steinen vermißt sowie praxisnahe Bücher mit einfachen, aber wirksamen Legemustern und Tips, sozusagen *aus* der Praxis *für* die Praxis. Das Ganze sollte zu Hause, einfach auf einer Decke oder Liege, möglichst ohne großen Zweifel oder Skrupel bezüglich des eigenen Könnens zu erwecken, nachzumachen sein.

Beim Sichten meiner neueren privaten Unterlagen habe ich festgestellt, daß ich in letzter Zeit (Lernfrust!) so viel neues Material zusammengetragen habe, daß es zum einen spielend ausreicht, um ein weiteres Buch zu füllen und zum anderen problemlos all diese Wünsche berücksichtigen kann. Wer den »Steinschlüssel« mit Interesse durchgearbeitet hat, besitzt bereits ein fundiertes Basiswissen, das es ihm ermöglicht, nun »in die Vollen« zu gehen und einfach anzufangen.

Im letzten Kapitel dieses Buches stelle ich sogar noch eine Erdungsübung vor, die den Leser befähigt, eine komplette Steinbehandlung in Profimanier durchzuführen. Nicht jeder hat ja die Zeit und die Möglichkeiten, einen Heilpraktiker um die Ecke oder einen gut ausgebildeten Heilsteinverkäufer in seiner Nähe aufzusuchen.

Eigene praktische Erfahrungen werden Sie am besten von der Heilkraft der Steine überzeugen und das Interesse an dieser schönen Möglichkeit, sich selbst und anderen helfen zu können, lange aufrecht erhalten.

In diesem Sinne viel Spaß beim Experimentieren!

Ihre
Dr. Sofia Sienko

Kapitel I

EDELSTEINLEXIKON

SELTEN VERWENDETE HEILSTEINE VON A BIS Z

ADAMIN

AUSSEHEN

Es handelt sich um kleine, gelbgrüne bis grasgrüne Kriställchen, meist als kleine Stufen auf Muttergestein gewachsen. Die kleinen Kristalle sind schwach transparent und glänzen leicht.

Die schönsten Adaminstufen mit der typischen, starken, schnellen Heilwirkung stammen aus Mexiko.

Formel: $Zn_2[OH/AsO_4]$, Kristallgitter: rhombisch, Licht: Sonne.

WIRKUNG

Jaja, die Steinchen mit dem rhombischen Gitter, die haben es oft in sich, so auch der Adamin: An jeder Körperauflagestelle facht er die Fähigkeit zur instinkthaften Wahrnehmung an. Sein Arsengehalt schärft zusätzlich alle Sinne. Der Stein hat, egal, in welcher Grünschattierung er gewachsen ist, eine strahlende, orangegelbe Aura. Gemäß der klassischen Chakrenlehre und aufgrund der o.g. Effekte bieten sich Adamine zur Auflage auf das 2. Chakra geradezu an. Dort entfalten sie ihre Heilwirkungen für primär körperliche Belange.

Auf dem Dritten Auge sind sie äußerst interessant als Meditationssteine, speziell für alles, was mit Problemverarbeitung zusammenhängt. Sie erleichtern auch die Umsetzung innerer Erkenntnis in das tatsächliche Leben. Besonders interessant wird es, wenn Kopf und Verstand des Verwenders dazu tendieren, gegensätzliche Richtungen einzuschlagen. Adamin ist ein Stein, zu dem man sich wohl eher in Ausnahmesituationen hingezogen fühlt. Das sind oft Lebensabschnitte, von denen man mehr oder weniger dunkel ahnt, daß sie richtungsweisend sein könnten.

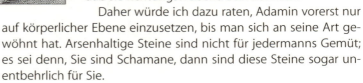

Daher würde ich dazu raten, Adamin vorerst nur auf körperlicher Ebene einzusetzen, bis man sich an seine Art gewöhnt hat. Arsenhaltige Steine sind nicht für jedermanns Gemüt; es sei denn, Sie sind Schamane, dann sind diese Steine sogar unentbehrlich für Sie.

PHYSISCHE WIRKUNGEN

Er fördert die Regeneration der Haut, Schleimhäute und Hautanhangsgebilde. Er schärft die Sinne – Auge, Ohr, Riechen, Tastsinn, Schmecken, Lagesinn, Gleichgewicht, jedoch weniger die Kalt-Warm-Empfindung.

Bei exzessiver Anwendung verändert er das Farbempfinden: Orange und Grün werden anders erlebt – stärker oder schwächer. Insofern ist er natürlich auch bei Personen, die Erdrituale durchführen oder schamanistische Ritualenergien kennen, ein guter Kombistein mit Realgar oder Rauschgelb. Es geht auch ohne Fliegenpilze!

PSYCHISCHE WIRKUNGEN

Hier kommt der Adamin ganz groß raus. Durch seinen Arsengehalt fördert er tiefe, instinkthafte Wahrnehmungsweisen und fördert aus dem Unbewußten allerlei zu Tage. Es empfiehlt sich unbedingt, vor seiner Verwendung einige Tattwareisen gemacht zu haben. Angehende Magier sollten vor seinem Gebrauch einen halbwegs funktionierenden, zentrierten Elementepol (den vierpoligen Schlüssel) besitzen. Bei Bardonianern nennt sich das eine »magische Seelenschulung«.

Adamin erleichtert aber auch Nicht-Magiern den Zugang zum »inneren Führer«, dem Inneren Heiler, dem Inneren Kind. Er fördert die Kontaktaufnahme zu Totemtieren oder (re-)aktiviert den Kontakt zu Wächterwesen von Kraftkreisen aller Art, speziell Elementehütern, Tattwahütern oder lokalen Genien. Das innere Potential seines Verwenders wird durch Adaminenergie direkt angesprochen und kanalisiert, egal, welcher Glaubensrichtung er auch angehören mag.

Generell kann altes Seelenwissen durch Arsenate (AsO_4) frei werden und bei geübten Verwendern auf reale Gegebenheiten und Erkenntnisse angewandt werden. Ich formuliere es mal bewußt abstrakter, weil der Mißbrauch in dieser Richtung oft seine Blüten treibt.

Adamin und andere arsenhaltige Steine greifen auf diejenige Ebene des menschlichen Wesens zu, auf der Gefühle entstehen und erlebt werden können. Ist diese Ebene angstbesetzt oder noch nie aktiv mit initiiertem Wissen bearbeitet worden, kann dies körperlich krank machen. Hat man dagegen einen Überblick gewonnen und Zugang zu dieser Ebene gefunden, kann man mit Adamin und Realgar sehr viele Probleme bearbeiten und sie loslassen.

Die Zinkfrequenz des Adamins projiziert ihre befreiende Kraft äußerst nutzbringend in zur Zeit bestehende Spannungssituationen hinein. Nutzen Sie diese enorme innere Kraft für sich als Triebfeder vieler grobstofflicher und spiritueller Entwicklungen auf dieser Erde. Der Zugang zu ihr ist prinzipiell frei, muß aber einigermaßen gut gehandhabt und geübt werden. Sie werden dann eine

ÖFFNUNG INNERER QUELLEN

»glückliche Hand« entwickeln, das Richtige instinkthaft sicher wählen. »Richtig« wird alles sein, was uns nicht von den eigenen, in uns schlummernden Kräften abschneidet. »Richtig« wird auch das sein, was über und durch diese Kräfte fließt und uns nähren kann.

In Millionen von Jahren evolutionär erworbenes Urwissen sollte man nicht leichterdings über Bord werfen. Eine »fleischlose, keimfreie, saubere« spirituelle Heilslehre mit hehren Zielen bremst sich irgendwann einmal selber aus.

ANDENOPAL

Auch: Engelhautopal, Pinkopal

AUSSEHEN UND ENTSTEHUNG

Dieser schöne, durch Spuren von Mangan (Mn) leicht rosa getönte, manchmal weißlich gemaserte, wasserhaltige Stein entsteht, ähnlich wie auch die meisten Chalzedone (Quarz-Familie) und die anderen Opalvarianten, folgendermaßen: Eine aus Kieselsäure (SiO_2)

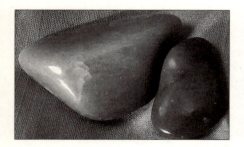

und Wasser (H_2O) bestehende niedertemperaturige Lösung dickt durch allmähliche Verdunstung des Wassers langsam ein. Das so entstandene Gel verfestigt sich durch Abkühlung und Wasserverlust immer mehr. Schließlich hört es auf, zu fließen und setzt sich in Bodensenken oder Gesteinsrissen als dicke Lage oder kleinere Opalnestchen ab.

Diese gemütliche, relativ unspektakuläre, sekundäre Entstehungsweise – ganz ohne Spektakel und Vulkanausbruch, ohne Riesenhitze und hohen Druck oder gar große tektonische Gesteinsverschiebungen – drückt dem Andenopal auch bezüglich der Heilweise ihren unverkennbaren Stempel auf.

Formel: $SiO_2 \cdot nH_2O$, Kristallgitter: amorph, Licht: Mond.

PHYSISCHE WIRKUNGEN

Der Andenopal, auch Pinkopal oder Engelhautopal genannt, läßt Energien fließen, ohne selbst Neues zu formen. Er läßt zu viel Druck (= Energieüberschüsse) ab, ohne Druck zu erzeugen und schafft Raum (z. B. bei Spasmen aller Art und Beengungen im Brustraum).

Er nimmt Energiespitzen, »Ecken und Kanten« (Energieflußstörungen) weg. Aus einem geschlossen fließenden Gel steht nichts hervor, nichts kann anecken. Absonderungstendenzen (in Form von Energiefehlleitungen oder -schwund durch Auralöcher) werden eingedämmt. Nicht umsonst heißt der Andenopal auch Engelhautopal. Er läßt Energie himmlisch ruhig und defensiv fließen und hat auch eine sehr friedliche Ausstrahlung.

UNSER ROSA ENGELCHEN

Das farbgebende Metall Mangan, bekannt für seine entstressende, versöhnlich stimmende, herzfreundliche Wirkung, harmonisiert wunderbar mit der Entstehungssignatur des Andenopals. Auf der Körperebene wirkt sich dies vor allem auf die Herztätigkeit und das limbische System im Zwischenhirn aus. Dieses Hirnareal regelt u.a. Emotionalität, Motivation, Aggression, Sexualität, Kreislaufreaktionen und das Gedächtnis. Viele psychosomatische Krankheiten entstehen durch Disharmonien im limbischen System. Ich kann den Andenopal daher bei (vielleicht?) rein physischen Beschwerden wie Herzproblemen, Spasmen der glatten Muskulatur und Engegefühl im Brustbereich und in den Lungen empfehlen. Man sollte ihn als Anhänger direkt am Herzen tragen oder Steine als Kreuzlegemuster auf das Herzchakra auflegen. Auch gut bei zu viel Grübelei.

PSYCHISCHE WIRKUNGEN
Andenopale stimmen versöhnlich und wecken eine gewisse kindliche Neugier an allem. Sie erzeugen waches Interesse am Leben, an der Umwelt und am aktuellen Geschehen. Auch Reizbarkeit, Neigung zu Angst- und Panikattacken, diffuse Ängste, Einschlafstörungen, unterdrückte Wut und schlechtes Erinnerungsvermögen sprechen gut auf Andenopal an. Regelmäßige Steinauflagen aufs Herz oder 2-3 Hosentaschensteine, die man täglich bei sich führt, führen rasch die gewünschten Effekte herbei.

GEISTIGE UND SPIRITUELLE WIRKUNG
Bei so manchem Andenopalträger können Flugträume auftreten, auch ohne Applikation gewisser einschlägiger Hexenzugsalben. Andenopal ermöglicht uns den Zugang zu feinstofflichen Sphären. Wer hierin ungeübt ist, probiere es doch einmal mit einem als Traumstein programmierten Andenopal unter dem Kopfkissen. (Er sollte nur für diese Zwecke und nur von immer derselben Person benutzt werden.) Wem dies Alpträume bereitet: Andenopale helfen dagegen! Extrem hellfühlig und sensitiv macht uns die Kombination aus Analzim (Katzenauge, wenn's geht) und Andenopal.

Neuerdings werden auch grüne Andenopale im Fachhandel angeboten. Ihre Heilwirkung entspricht nicht der Frequenz der rosafarbenen, nur die Heileffekte auf physischer Ebene stimmen in etwa überein. Überhaupt wird man durch Andenopal sozialer, friedlicher, umgänglicher – so eine Art Vorweihnachtszeit-Effekt oder Woodstock-Gefühl, ganz wie man will.

ANTIMONIT

AUSSEHEN
Antimonite sehen undurchsichtig (opak) und dunkel, silbrig bleiern glänzend aus. Auffällig große, manchmal leicht gekrümmt gewachsene einendige Kristalle stammen aus China. Generell wirkt der Kristallkörper des Antimonits faserig und spröde. Tatsächlich ist diese Mineralienart sehr weich (Mohshärte 2) und auch ziemlich bruchempfindlich.

Formel: Sb_2S_3, Kristallgitter: rhombisch, Licht: Sonne

PSYCHISCHE WIRKUNG
Seine stärksten Heileffekte übt der Antimonit auf die Psyche aus. Antimonitschwingung macht frei. Sie vermittelt das Gefühl von Freiheit, Größe und der Fähigkeit zu selbstbestimmtem Handeln. Momentan Belastendes läßt sich unter dem Einfluß dieses Heilsteins besser tragen, ertragen, ja, sogar phasenweise glatt ignorieren. Vor allem läßt man sich weniger schnell irre machen. Speziell dieser Effekt wird durch die Zugehörigkeit des Antimonits zur Mineralklasse der Sulfide vermittelt. Sulfide sind schwefelhaltig und helfen Verborgenes aufzudecken und Unklarheiten zu beseitigen.

Allzu schüchterne Personen wählen bei mir so gut wie nie Antimonite aus. Liebhaber dieses Heilsteins sind, wie man so schön sagt, Personen mit Substanz, meist vom Typ »Ganz-oder-garnicht«, was stark an das homöopathische Mittelbild des Konstitutionstyps »Causticum« erinnert.

Antimonite helfen, das eigene Leben, und nicht das der anderen, besser kontrollieren zu können. Dazu gehört erst in zweiter Linie, daß man anderen beständig auf die Finger schauen muß – und wenn's noch so lieb und fürsorglich gemeint sein sollte!

Das Thema »Abgrenzung des Ichs« ist somit Hauptthema dieser Steinfrequenz – dies zeigt sich auch bei seiner physischen Wirkung.

VERTRAUEN IST BESSER ALS KONTROLLE

Antimonite heilen nämlich das Abgrenzungsorgan Haut. Sie helfen dabei, die Frage zu bearbeiten: Wie weit kann und will ich mich in etwas einbringen? Antimonitverwender geben für gewöhnlich viel zu viel. Weniger als »alles« gibt es für sie nicht. Die Steine helfen, geben zu können, ohne sich dabei komplett zu verausgaben.

Vor allem tut man dies dann auch ohne Gegenerwartungen, denn die sind beim Antimonitverwender immer vorhanden. Manchmal bewußter, meist unbewußt und unausgesprochen, sind sie der Quell ewiger Enttäuschungen, von Kontroll- und Überwachungsgelüsten und zwanghaften Überlegungen, die unfrei und unglücklich machen.

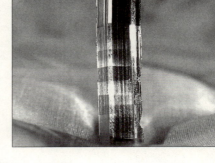

Die Antimonitfrequenz zwingt ihren Verwender dazu, über diese Themen zu reflektieren, macht ihn so autonomer, freier und glücklicher.

Oft geben Antimonitliebhaber zu, daß sie seit mehr oder weniger langer Zeit still darauf hoffen, daß andere ihre Wünsche erkennen und diese natürlich auch 100%ig erfüllen. Unter dem Einfluß dieser Heilsteinfrequenz können sie es ertragen, daß die Wunscherfüllung auch einmal weniger perfekt vonstatten geht. Sollte eventuell fest Versprochenes einmal auf sich warten lassen, dann können die Betroffenen ruhig und ohne Enttäuschung und Tränen in den Augen nachhaken, warum dies so ist. Da Sulfide Verborgenes zu enthüllen helfen, erfährt man mit einem Antimonit in der Hand ganz bestimmt den wahren Grund!

PHYSISCHE WIRKUNG

Der schwefelhaltige Antimonit stärkt die Haut, die zugleich Abgrenzungs- und Kontaktfläche ist. Auch bei zwanghaftem Händewaschen oder Nägelkauen oder stundenlangem Forschen nach gesplißten Haaren hilft dieser Stein. Er stärkt brüchige Fingernägel und dünne Haare. Chrom-Nickel-Allergien lindert eine Antimonitsteinauflage auf die Bauchdecke, über ca. 20 Minuten täglich.

Bei Neigung zu Schuppenflechte, sehr trockener, spröder (Signaturenlehre!) und rissiger Haut, sowie auch nach/bei Cortisontherapien, ist Antimonit ein guter Auflagestein, möglichst lokal, zusammen mit Achaten, Zinkblende, Perlen oder Girasol, die man untereinander auch gitterartig mit kleinen Bergkristall-Einendern verbinden kann.

Juckt die Haut aufgrund einer Leberbeteiligung oder eines Gallensäurestaus, so helfen Antimonite mit Schwefel und/oder Amazonit/Malachit. Starke Abgrenzungstendenzen (und dadurch mitverursachte Hauterscheinungen) lindert folgende Kombination: Antimonit (3. Chakra) mit Rosenquarz, Girasol und Rhodochrosit (4. Chakra). Die nötige Erdung gibt je ein Rauchquarz unter den Fußsohlen.

APOPHYLLIT
weiß und eisgrün

AUSSEHEN

Einfarbig transparente, klare Kristalle oder Aggregate. Unten an der Basis erhellt ein starker perlmuttartiger Glanz den Stein, was ihn

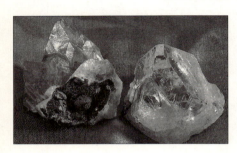

wie von innen angestrahlt leuchten läßt. Daher auch sein zweiter Name »Fischaugenstein«. Beim zartgrünen, dem sogenannten »eisgrünen Apophyllit« ist der innere Glanz meist schwächer ausgeprägt oder nicht sichtbar. Der Stein kann sogar milchiggrün und trüb sein. Schöne Einzelkristalle (recht teuer) sehen aus wie Cheopspyramiden, denen man oben die Spitze abgeschnitten hat. Kleine Aggregate erfreuen uns oft durch Blütenform oder an Blumensträuße erinnernden, vollendet ästhetischen Wuchs. Gelbe, braune und rosafarbene Apophyllite soll es auch geben, ich habe sie aber im Handel noch nicht gesehen.

Chemische Formel: $KCa_4[(F,OH)/(Si_4 O_{10})_2] \cdot 8 H_2O$, Kristallgitter: tetragonal, Licht: Sonne.

WIRKUNG

Dies ist eine jener Mineralarten, der ich den größten Respekt zolle. Zur Heilung auf der Körperebene setze ich Apophyllite äußerst selten ein, höchstens als Mitauflagestein bei großen Legemustern.

Diese Steinfrequenz ist eine Heilschwingung, die auf der seelischen, spirituellen Ebene zu Hause ist und diese auch in hervorragender Weise anspricht. Mit dem Trio Ametrin, Analzim und Apophyllit wird sich keiner mehr jemals verlassen und allein fühlen.

SPIRITUELLE UND SEELISCH-GEISTIGE WIRKUNGEN

Apophyllitschwingung bereichert jede (!) nichtsatanische, religiöse Zeremonie. Es arbeiten eine ganze Menge Leute daran, daß dies auch so bleibt, meine Wenigkeit mit eingeschlossen – und natürlich Irma Daza. Alle Gebete, Wünsche, ritualmagischen Zeremonien, Invokationen, Evokationen, spirituellen Übungen und Verrichtungen, Hausreinigungen (Bannrituale und Clearings), Schutz- und Engelrituale werden durch die Schwingung dieser Steine weit getragen. Besonders bei Planetenritualen (weißer Apophyllit) und bei der Verabschiedung verstorbener Seelen (»ins Licht schicken«), die nach ihrem physischen Tode noch dem alten Wohnbereich verhaftet geblieben sind, zieht ein im Ritualkreis anwesender Apophyllit die (hoffentlich) hohe Schwingung eines gut durchgeführten Rituals in den Kreis.

Der Stein zeigt dies praktischerweise an: Je rotoranger er im Inneren glänzt, desto zentrierter ist die magische Energie. Je nach Schutzschlüssel, den der Evozierende zur Verfügung hat, manifestieren sich die in Frieden weiterziehenden Seelen mehr oder weniger lange und gut sichtbar. Bei einem weißen Apophyllit werden diese Bilder oft viel deutlicher als ohne ihn. Der mentale Kontakt, der während eines Rituals zu der jeweiligen Sphäre besteht, z.B. zu Hütern, Vorstehern, Genien, Elementegeistern, Engeln, gewissen Heilkanälen (Hilarion) oder planetaren Intelligenzen, wird mit weißer und gegebenenfalls auch grüner Apophyllitenergie sehr viel besser stabil gehalten. Dies gilt für Anfänger und Fortgeschrittene in diesem Metier.

Apophyllite fördern sowohl die spirituelle Weiterentwicklung eines Individuums als auch Imaginations- und Inspirationskräfte. Die magische Potenz wird meines Erachtens dadurch nicht intensiviert oder gesteigert. Reifendes Bewußtsein und spirituelle Weiterentwicklung sowie die Wandlungsimpulse, die weiße Apophyllite abstrahlen, bringen ihrem Verwender neue Erfahrungen und Erkenntnisse. Letztere lassen sich auch mit diesem Mineral viel besser in die Realität des Denkens umsetzen.

TRÄGERIN SPIRITUELLER ENTWICKLUNG

Grüne Apophyllite erleichtern, entlasten mental und beleben den Verstand, bringen den frischen grünen Wind der Neuerung und der Inspiration, der verstaubte alte Hirnwindungen wieder freibläst. Mit Apophylliten kann man Belastendes ruhen lassen; man schaut nur noch nach vorn, erleichtert und ohne Angst.

PHYSISCHE WIRKUNG

Alle Apophyllite bringen Licht in die Aura, halten also gesund und vital. Sie helfen aber auch, den wahren Grund einer Erkrankung zu erkennen und decken den Nutzen auf, den man aus seinem Leiden zu ziehen glaubt, den sogenannten Krankheitsgewinn.

Somit kann der Apophyllit (weiß und grün) bei Asthma helfen, aber auch bei Morbus Crohn, Spondylose, Magersucht und Depressionen (weiß). Der grüne liegt im Zweifelsfall auf dem Herzchakra immer goldrichtig, der weiße eher auf dem Dritten Auge.

AVENTURIN
blau

AUSSEHEN
Opak, meist als Trommelstein in tiefblau erhältlich. Seine schöne, blaugoldene Steinaura erinnert stark an die des edlen Lapislazuli. Natürlich wollte ich wissen, ob zwischen diesen beiden auch bezüglich der Heileffekte Gemeinsamkeiten bestehen.

Chemische Formel: SiO_2, Kristallgitter: trigonal, Licht: Sonne.

WIRKUNG
Mit dem grünen Gesteinsbrüderchen, dem grünen Aventurin, gibt es verwandtschaftliche Ähnlichkeiten: blauer wie auch grüner Aventurin (von dem ich ja bekanntlich eine sehr hohe Meinung habe) machen ausgeglichener, wobei der blaue noch den Frequenzbereich »Labilität« und »starke Stimmungsschwankungen« sehr intensiv beeinflußt. Beide kann man gegen Streß, Wut und Ärger tragen. Der blaue Aventurin wirkt sehr stark entspannend und nervenberuhigend. Daher kann er bei nervös bedingtem Hustreiz, zwanghaftem Hüsteln und Räuspern gut helfen. Ausschläge, die durch Ärger und Streß bedingt sind, sprechen direkt auf diesen Stein an. Darüber hinaus stärkt blauer Aventurin das Bindegewebe und fördert die Entgiftung dieser Gewebeart. Schaffen Sie sich ruhig einen Trommelstein an, wenn für's Frühjahr Entschlackungskuren oder eine Serie Saunagänge auf Ihrem Plan stehen. Das Wasser, das Sie nach der Sauna trinken – aber auch alle Kräutersuppen oder Tees –, kann mit ein paar Tropfen blauem Aventurinelixier zur Entgiftung aufgepeppt werden.

Um Entgiftungseffekte zu steigern, kann man blaue Aventurine (gern mit Magnesit oder Riverstone kombiniert) auf die Nieren

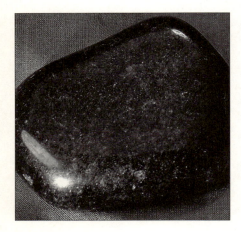

BLAU BERUHIGT UND MACHT FREI

oder im Bereich des Dickdarmes täglich 20 Minuten auflegen. Stellt sich dann allerdings Nierenschmerz ein oder wird der Urin sehr dunkel und übelriechend, müssen Sie eine kleine Pause machen und Amethyst zum blauen Aventurin mischen.

Dieser Stein befreit von Schuldgefühlen, bringt innere Triebe und Motivationen zu Bewußtsein, die uns unfrei, unglücklich und unproduktiv machen. Blauer Aventurin fördert Demut und Hingabe an ein Ziel.

AXINIT

AUSSEHEN

Axinite sind dunkle, bräunlichgrüne bis leicht lilafarbene, nur schwach transparent erscheinende, zart schillernde Kristalle. Sie entstanden tertiär (= metamorph) und zeigen Silikat-typische Mohshärten von 6,5 - 7. Meist lagern sich mehrere kleine, flache Kristalle zu einem Aggregat zusammen.

Chemische Formel: $Ca_2(Fe,Mg,Mn)Al_2B[OH/0/(Si_2O_7)_2]$, Kristallgitter: triklin, Licht: Sonne

WIRKUNG

Wichtig für die Wirkung des Axinits ist einerseits die tertiäre Entstehungsweise (mit starkem Potential, Vorhandenes umzuformen und zu verändern), andererseits seine gehaltvolle Kombination von Metallen (Kalzium, Eisen, Mangan, Aluminium) und Nichtmetallen (Bor, Hydroxid, Sauerstoff).

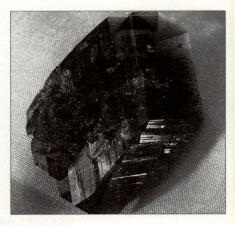

Oxide wirken umwandelnd, Silikate filtern bestimmte Dinge heraus. Beide Effekte lösen beim Verwender des Axinits eine gewisse Neugierde auf diesen Stein aus. Dazu noch sein geheimnisvoller, durch und durch »neptuniger« Glanz – und schon ist man dem Axinit verfallen. Tiefgründig und hintergründig zugleich, lädt Neptun, der planetare Herrscher über den Axinit, dazu ein, zu sehen und zu schauen. Doch mit einem schnellen, flüchtigen Blick ist es nicht getan. Der Glanzreflex dieses Minerals zieht die Gedanken des arglosen Betrachters förmlich magnetisch ins Steininnere hinein, verändert sie und reflektiert sie wieder ins Innere des Schauenden zurück. Geraten die Gedanken dabei tief ins Unbewußte oder in eine Tabuzone hinein? Bei Neptun-geprägten Steinen weiß man das nie so genau.

MENTALE WIRKUNG

UNBEHAGLICH, ABER UNVERMEIDLICH

Man bekommt nicht unbedingt sofort ein schlechtes Gewissen bei oder nach einer Meditation mit Axiniten, aber irgendwie stark im Innersten angerührt und eventuell wie ertappt kann man sich schon nach dem Hantieren mit diesem Stein fühlen. Selbst, wenn man eigentlich andere und nicht sich selbst behandeln wollte, läßt sich dieser Effekt nie ganz vermeiden. Als Meditationsstein würde ich zu Axinit daher nur in ruhigen Lebensphasen anraten. Wer sein Alltagsgeschehen einigermaßen im Griff hat und sich innerlich »rund« fühlt, wird mit diesem Stein nie Probleme bekommen und ihn gern zum Heilen einsetzen. Besonders als Zusatzstein zu den üblichen Meditationssteinen ist der Axinit eine Bereicherung. Er läßt alles noch einmal leicht verändert und reflektiert Revue passieren. Als unbedingt empfehlenswert und unschlagbar erweist sich seine Frequenz bei allen stark angstbesetzten Meditationsthemen: Werde ich wirklich je (wieder) gesund? Werde ich es schaffen? Der Boranteil im Axinit »schluckt« Ängste.

Das »Sich-einfügen-Können« in neue oder angstbesetzte Gegebenheiten (tertiäre Entstehungssignatur) wird durch Axinit sehr erleichtert. Er hilft auch, sich mit neuen, unvermeidlichen Dingen abzufinden, von denen man, wie es so schön heißt, »vom Kopf her« weiß, daß sie sein müssen: z. B. Tragen einer Brille, neue Diätanweisungen, Umstellung des Tagesrhythmus (Nachtschichten), Pflegefälle im Haus betreuen. Auch, wer ständig seine Salben gegen Pilze, seine Pflaster gegen Warzen, die Tröpfchen gegen den Heuschnupfen oder Termine »vergißt«, sollte mal Axinit zum Meditieren nehmen. Ein Charmebolzen ist dieser Stein nicht gerade. Er macht auf seine Weise aber viele Dinge möglich.

Axinit hilft gegen Schuldgefühle, egal, ob sie berechtigt sind oder nur Ausdruck eines nervös bedingten Schuldkomplexes. Die Abarbeitung dieser Gefühle erlebt man allerdings recht intensiv »live« mit.

SEELISCHE WIRKUNGEN

Axinit entlastet einen gequälten oder überforderten Geist, indem er ihm den Spiegel vorhält. Schockerlebnisse können noch einmal reaktiviert und bewußt abgearbeitet werden; Ängste aus seelischer Qual werden durch Axinit stufenweise abgebaut.

PHYSISCHE WIRKUNGEN
Sie sind nur gering, aber es gibt sie. So ist der Axinit ein guter Zusatzstein bei Körperauflagen (lokal) bei allen hartnäckigen, chronischen, merkwürdig und sonderbar verlaufenden Beschwerden wie Obstipation, Heiserkeit, Magen-Darm-Geschichten, paroxysmalen Blutdruckkrisen, »Rappel«-Kriegen und Paradoxreaktionen aller Art.

BEI RÜCKFÜHRUNGEN
Zum Durchforsten und Reflektieren aller Zusammenhänge den Stein in der Hand halten: besonders zum Aufdecken tiefsitzender Ängste und wenn man meint, aktuelle merkwürdige Beschwerden könnten ihren Ursprung in traumatisch erlebten Situationen aus früheren Leben haben. Schon der Verdacht hierauf reicht, um zum Axinit zu greifen.

BERYLL-KATZENAUGE

AUSSEHEN
Unifarben hellbläulich bis grünlich, schwach opaker Hochcabochon, über den eine zarte, weißliche Lichtreflexion (= »Katzenauge«) huscht, wenn man den Stein unter einer starken Lichtquelle oder bei direktem hellen Tageslicht hin und herbewegt.
  Chemische Formel: $Al_2Be_3[Si_6O_{16}]$, Kristallgitter: hexagonal, Licht: Sonne, Beryll-Familie.

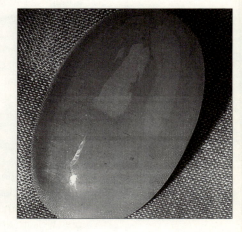

WIRKUNG
Das Beryll-Katzenauge weist in etwas abgeschwächter Form alle Eigenschaften des gemeinen Berylls (siehe mein Buch »Der Steinschlüssel«) auf. Es wirkt daher unter anderem allgemein anregend und beschleunigend. Dies geschieht beim Beryll-Katzenauge sehr stark auf der Körperebene, etwas schwächer und indirekter aber auch auf seelischer und geistiger Ebene.
  Konkret heißt das: Sowohl die Frequenz dieses Katzenauges als auch der Blick seines Verwenders werden intensiv auf Probleme im physischen Bereich gelenkt. Beryll-Katzenaugen haben ein wohl-

wollendes Augenmerk auf Überanstrengungszustände. Sie warnen ihren Träger davor, Raubbau an seinen Kräften zu betreiben. Außerdem wirken diese Steine auf der physischen Ebene lindernd auf überanstrengte, tränende, müde, gerötete und verquollene Augen, Augenbindehautentzündungen (Konjunktivitis), Lidrandreizungen, Lidrandentzündungen sowie Fremdkörpergefühl im Auge.

Juckende, durch Pollenflug gereizte Augenbindehäute bevorzugen eher Smaragd- und Aquamarinwasser. Für alle anderen entzündlichen Geschehen im Augenbereich sind Beryll-Katzenaugenelixierkompressen, evtl. im Wechsel mit Amethystwasser, sehr angebracht. Morgens regt ein Schlückchen Beryll-Katzenaugenelixier (Herstellung: siehe »Der Steinschlüssel«) den Kreislauf an und verbessert, langfristig eingenommen, die Sehkraft, die durch Augenentzündungen gemindert worden ist.

Sollten Sie zur Zeit ein Augentraining gegen Kurzsichtigkeit absolvieren, hilft die Schwingung des Beryll-Katzenaugenelixiers dabei, daß die Augen optimal trainierbar werden und ansprechbar bleiben. Angepeilte Trainingsziele werden durch eine Kombination aus Elixier und der Applikation von Augenkompressen schneller erreicht.

Sogenannte Gerstenkörner kann man im Wechsel mit Amethyst- und Beryll-Katzenaugenelixier betupfen bzw. diese Steinsorten, ein wenig vom Gerstenkorn entfernt, direkt auf das geschlossene Lid auflegen. Die Gerstenkörner gehen auf diese Weise schneller auf und die Schmerzen schneller weg.

SEELISCH-GEISTIGE WIRKUNG

DREI AUGEN SEHEN MEHR ALS ZWEI

Beryll-Katzenauge ist *der* ideale Zusatzstein bei Körperauflagen mit dem Ziel, eine bestimmte Lebenssituation etwas nüchterner und konzentriert mit Abstand zu betrachten. Ich denke hier in erster Linie an Körperauflegemuster, bei denen schwarze Koralle, Ulexit, Falkenaugen, Moosachat, kleine Bergkristallstufen, Bergkristallphantome, Saphir (weiß und blau) sowie Hermanover Kugeln eine zentrale Rolle spielen.

Die chayotierende Beryll-Katzenaugenschwingung leuchtet genau die Knackpunkte an, an denen es hapert und spiegelt die Botschaft ins Hirn: Du weißt nun, woran es liegt. Je schneller Du reagierst, desto eher hast Du Deine Ruhe.

Die dazu nötige Antriebsenergie wird von dieser Mineralienart fairerweise gleich mit eingespeist – genau so viel, wie zum Abstellen dieses Mißstandes auch nötig ist.

BIOTIT-LINSE

AUSSEHEN

Biotit-Linsen sehen wie abgeflachte, ovale bis diskusförmige Scheiben mit mattem, goldfarbenem Glanz aus und sind opak goldbraun. Diese rundlichen Mineralien heißen auch »gebärende Steine« (vgl. M. Gienger, 1995). Sie bringen sich praktisch von selbst an den Tag bzw. auf die Welt: Große einstrahlende Wärme wie die Hitze eines Sommertages setzt die Muttergesteinsschichten unter hohe Spannung. Dadurch sprengen sich die Biotit-Linsen quasi von selbst ab und können (in geeigneten Fundgebieten) vom Mineraliensammler »fix und fertig« eingesammelt werden.

»Wärme« und »etwas aus sich machen« sind denn auch die Hauptthemen der Biotit-Linse.

Chemische Formel: $K(Mg,Fe)_3\ [(OH,F)_2/AlSi_3O_{10}]$, Kristallgitter: monoklin, Licht: Sonne

PHYSISCHE WIRKUNGEN

Biotit-Linsen wirken gegen kältebedingt verschlimmertes Rheuma. Sie spenden Wärme bei dem Gefühl, bis auf die Knochen durchgefroren oder verkühlt zu sein.

Bei (vor allem nächtlichen) Hitzewallungen und Fieber kann man eine Biotit-Linse in die Hand nehmen oder schon vorsorglich abends aufs Nachttischchen stellen. Ihre sanfte Wärme durchflutet den Bauchraum und die untere Thorakalregion – gut bei Krämpfen in diesen Bereichen oder Wundgefühl im unteren Rippenbereich, z.B. von zu vielem Husten oder sehr angestrengtem Ein- und Ausatmen. Die Linsen spenden nicht nur physische, sondern auch seelische Wärme. Sie helfen dabei, gut zu sich selber zu sein, Fürsorge für sich zu tragen und vor allem bei chronischen Leiden nicht aufzugeben. Zweifel am Heilungserfolg, aber auch Selbstzweifel, werden gemildert.

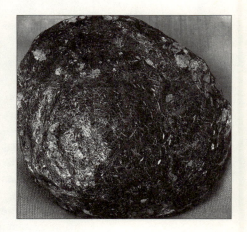

MENTALE EFFEKTE

Wenn man über Ideen und Plänen brütet und befürchtet, Entscheidungen treffen zu müssen, die mit den inneren persönlichen Überzeugungen kollidieren könnten, dann sollte man eine Biotit-Linse auflegen (Bauchraum) oder betrachten und ihre Energien auf sich einwirken lassen. Mit den Entscheidungen, die Sie nach der Steinauflage treffen, dürften Sie

LOYAL SICH SELBST GEGENÜBER WERDEN

endlich froh werden. Man kann gut mit ihnen leben, denn der gebärende Stein bringt nur Dinge in Ihr Bewußtsein, die schon immer in Ihnen waren und auf eine Realisierung warten. Nicht authentische, aufgepfropfte oder widersinnig gelebte Themen outet die Linse als unsinnig.

Viele glänzende Mineralien, wie auch die Biotit-Linse, machen auf aktuelle Nöte aufmerksam und drängen auf Veränderung. Dies dient einer langfristigen Verbesserung der persönlichen Lebensumstände. Wohl dem, der diesem Aufruf folgt. Biotit-Linsen fördern die Loyalität sich selbst gegenüber. Auf diese Weise können sie ihrem Verwender größtes Glück bringen.

BUNTFELDSPAT

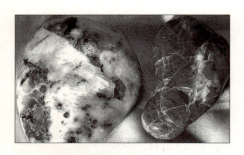

AUSSEHEN

Sonnenstein, Mondstein, Amazonit und Labradorit sind bekanntere Vertreter der großen Familie der Feldspate. Der eher (noch) selten verwendete Heilstein Buntfeldspat macht seinem Namen wirklich alle Ehre. Er kann gelb-grün gefärbt sein, weiß, hummerrot oder alles zugleich. Meine Steine kommen aus Madagaskar und sind grünlich opak mit schwarzen Strichen und nestartigen, roten Flecken versehen. Legen Sie sich am besten größere Trommelsteine dieser Sorte zu. Die schönen, abwechslungsreichen Muster kommen auf kleinen Steinen nicht gut zur Geltung.

Chemische Formel: $K[AlSi_3O_8]$, Kristallgitter: monoklin, Licht: Sonne, Feldspat-Familie

SEELISCHE WIRKUNG

Der Buntfeldspat beeinflußt vor allem die Gefühlswelt seines Verwenders, genauso wie es seine ganze nähere Verwandtschaft tut. Dieser Stein macht alle Eindrücke bunter, das Leben schöner; Arbeiten gehen besser von der Hand. Mit einem Bundfeldspattrommelstein in der Tasche ist und bleibt man zufrieden.

BUNDFELDSPAT MACHT DAS LEBEN SCHÖNER

PHYSISCHE WIRKUNG

Stand man vor seiner Verwendung lange unter Druck, genießt man nun die schöne neue Zeit. Diese Art der Befreiung wird vom Körper prompt registriert und auf die gesamte physische Ebene übertragen: Buntfeldspate entstauen die Gallengänge, lösen Verkrampfungen im Bauchraum (Obstipation oder Durchfall durch Streß!). Sie helfen auch gegen durch Nervosität verursachtes Fingerzittern (Tremor) und sind die idealen Begleitsteine für mündliche Prüfungen. Zu meiner amtsärztlichen Prüfung zum Heilpraktiker und während der gesamten Prüfungsvorbereitungen hatte ich Buntfeldspat dabei. Beim Lernen ertappte ich mich oft dabei, daß ich auf meinen armen Steinen herumknetete und sie von einer Tasche in die andere stopfte. Mit Bundfeldspaten kann man sein mühsam erworbenes Wissen optimal nutzen und ins rechte Licht rücken; gegen Nervosität helfen sie sowieso. Das ist bei Prüfungen oft schon die halbe Miete.

Buntfeldspate sind wichtige Zusatzsteine beim Heilsteinauflegen im Bereich Leber, Galle, Gallenwege, Darm und Milz, bei streßbedingter Übelkeit, Schilddrüsenüberfunktion (Hyperthyreose) mit und ohne feinschlägigem Fingertremor.

CAVANSIT

AUSSEHEN

Cavansite sind uni-türkisfarbene, opake, kugelige kleine Kristallaggregate, die an eine Azuritsandknolle oder eine stachelige Türkiskugel erinnern.

Die schönsten Kristallaggregatkügelchen kommen aus Indien. Cavansit wird selten mal auf Messen oder in gut sortierten Läden angeboten. Er ist noch nicht einmal besonders teuer. Zugreifen lohnt sich bei diesem noch recht unbekannten Heilstein. Die Kombination von Kalzium (Ca) und Vanadium (V), in ein rhombisches Silikatgitter gebettet, findet sich so schnell in dieser Form nicht wieder.

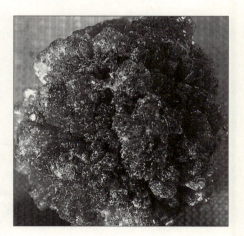

WIRKUNG

Mir wurde vorletztes Weihnachten ein schönes Cavansitkügelchen geschenkt. Seine wertvollen Dienste leistete es jedoch erst Monate später, während der leidigen Pollensaison. Gleichzeitig mit der laufenden Nase hatten sich lästigerweise noch Niedergeschlagenheitsgefühle und eine jeder realen

Grundlage entbehrende allgemeine »Wurstigkeit« eingestellt. In dieser Notsituation fiel mir der Cavansit ins Auge. Das kann man fast wörtlich nehmen, denn ich habe ihn gleich auf das Dritte Auge aufgelegt, zusammen mit einem Beryll-Katzenauge (siehe Kapitel »Beryll-Katzenauge«). Cavansite wirken lindernd bei allen akuten und/oder entzündlichen Prozessen im gesamten Kopfbereich. Nicht umsonst hat er so eine Kopf-ähnliche Form. Auch in der Mundhöhle, am Zahnfleisch, den Augen, Ohren und der Nase wirkt er klärend, reinigend und abschwellend.

Gerade Beschwerden im empfindlichen Kopfbereich sind nervig, werden als äußerst störend empfunden und stimmen verdrießlich. Cavansitfrequenz (Auflage aufs Dritte Auge) löscht diese Muffeligkeit und erhöhte Reizbarkeit einfach aus. Auch das kühlend wirkende, beruhigende Türkisblau des Steines dämpft erregte Nervenschwingungen ab. Der ausgleichende Farbeffekt wird durch den Silikatanteil des Cavansites noch verstärkt. Kalzium wird bei der Erregungsleitung der Nerven ausgeschüttet. Sein Schwingungsmuster dient im Stein als Nervennahrung. Nach Michael Gienger (»Die Steinheilkunde«, 1995) wirkt Vanadium entzündungshemmend, besonders am Auge und in den Atemwegen. Dies kann ich, was den Cavansit-Vanadiumanteil angeht, voll bestätigen. Besonders unterstreichen möchte ich aber Herrn Giengers Hinweis, dem zufolge Vanadium destruktive Einstellungen in eine konstruktivere Lebenssicht transformieren soll.

EIN AUGE AUF ALLES HABEN

Genau deshalb wirkt der Cavansit nämlich nicht nur so gut gegen Entzündungen und Irritationen im Kopfbereich, sondern auch gegen solche destruktiven Gefühle, die im Kopf entstehen, wenn man leidet.

SEELISCH-GEISTIGE WIRKUNGEN

Cavansit macht freier, verschafft Einsicht und Durchblick. Er befreit uns von überalterten Einstellungen und macht die Gedanken frei und unvoreingenommen für neue Sichtweisen, Perspektiven und Überlegungen. Vor allem hilft er dabei, das Selbst bei diesen ganz neuen Gedankengängen richtig einzuschätzen. Cavansit entlarvt jene Steinanwender, die im Grunde nur eine bereits vorgefaßte Meinung abgesegnet bekommen wollen. Diese Menschen kommen mit dem Stein nicht klar. Äußerst konstruktiv wirkt Cavansit als regelrechter Arbeitsstein für Meditationen zum Thema: »Warum glaube ich eigentlich immer erst als letzter an meine eigenen Entscheidungen?« Mit Cavansit lernt man, sich nicht selbst aus dem Auge zu verlieren und sich adäquat einzuschätzen.

CERUSSIT

AUSSEHEN

Und hier ein Steinchen für alle, die gewagte chemische Kombinationen lieben. Hiermit meine ich ausnahmsweise mal nicht die Menükarte von Mac Donald's, sondern ihn: den Cerussit, seines Zeichens ein Bleikarbonat. Hinreißend schöne, transparente, weißlich bis honiggelbe Kristalle mit spitzer Endung können aus diesem Material bestehen, oft sogar Zwillingskristalle. Je nach Fundort (z. B. Iran) formen sich Cerussite aus, die aussehen wie Schneeflockenkristalle unter der Lupe oder wie Sternchen.

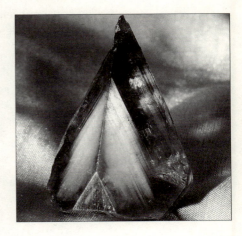

Das dröge, starre Blei wird durch den Carbonatpartner zu ungeahnter Kreativität und Formenvielfalt angeregt.

Ich besitze einen pyramidenförmigen Cerussit mit weißem Phantom aus der Grube Tsumeb (Namibia). Er wirkt zart und leicht. Erst als ich ihn in der Hand hatte, merkte ich, daß es keinesfalls ein Quarz sein kann – viel zu schwer! Cerussit hat Gewicht, und das in jeder Beziehung. Die Wucht und Starre des Bleis, das perlend Zarte, Luftige des Carbonats, verpackt in ein schwungvolles rhombisches Gitter, und dann dieser unglaublich strahlende, intensive Glanz, der bei gut gepflegten Steinen im Laufe der Programmierzeit noch zulegt: das alles übte einen starken (Test)Reiz auf mich aus. Vielleicht auch seine chemische Summenformel, denn ihr Thema ist das Leben (O = Sauerstoff und C = Kohlenstoff) und der Tod (Pb = Blei).

Chemische Formel: $PbCO_3$, Kristallgitter: rhombisch, Licht: Sonne

WIRKUNGEN

Damit ist schon klar, daß dieser Stein so gut wie keine Wirkungen auf physischer Ebene zeigt. Körperliche Mängel und Begrenzungen sind kein Cerussitthema. Er ist jedoch hilfreich bei Meditationen, in denen wir die Ursachen unserer Krankheiten, Leiden oder Begrenzungen ergründen wollen.

DIE KUR FÜR MÜDE, ALTE SEELEN

Da »Leben« und »Sterben« Steinthemen darstellen, wundert es nicht, daß Cerussite nicht nur Botschaften für das jetzige irdische Dasein beinhalten. Nur ein einziges Leben miteinzubeziehen, wäre nur eine recht eingeschränkte Sichtweise. Cerussite erkennen das Gesamtresultat *aller* bis jetzt auf der Erde gelebten Leben des Anwenders und sein tatsächliches seelisches Alter. Daher spricht dieser Stein kaum junge Seelen an, für die »Sterben« noch ein angstbesetztes Thema ist. Er wird von älteren Seelen gewählt, die sich nicht (mehr) scheuen, sich mit dem spirituellen Gesamtresultat aller gelebten Leben auseinanderzusetzen. Erfreulicherweise nimmt ihre Zahl zu!

Alle, die auf der Suche nach ihrem Thema waren, die jetzt müde, verbraucht und verschlissen sind, werden vom Cerussit noch mal hochgezogen, animiert und gemanagt. Oft nimmt man ihn, weil man einfach müde geworden ist in vielen Leben. Das Ziel scheint endlos weit zu sein, eher eine Fata Morgana, denn erreichbare Realität. Cerussit gibt den Kick nach vorn, treibt den müden Geist an. Er funkelt sanft und verstrahlt sein ewiges »Was gibt's denn da zu zweifeln?« Irgendwann glaubt man diesem schönen Stein einfach alles Aufmunternde, Angstlösende, was bei Meditationen aus ihm hervorperlt.

Er liebt es, diese Botschaft zu verkünden, je öfter er darf, desto schöner türkisblau und golden erstrahlen seine spiegelnden Flächen und Einschlüsse. Ich würde ihn unbedingt an einem Samstag programmieren, denn der Cerussit ist ein stark Saturn-geprägter Stein.

SZENARIODEUTUNG
Cerussit in der Steinauswahl heißt meist: Es steht ein (buchstäblich) *geborener* Heiler, Kartenleger, Astrologe, Pendler oder Medialer vor Dir, und er weiß es auch selber.

Cerussit mit Phantom in der Steinwahl heißt: So breit, wie das Phantom im Stein ist, so lang war auch die Zeitspanne, die der Betreffende brauchte, um seine Seele zu schulen und hochzupolen. Nimmt das Phantom fast den ganzen Raum im Cerussit ein, heißt das: So lange ist man irdischen Belangen, seinen Vergnügungen und seinem Profit schon nachgegangen. So viele Leben wurden also überflüssig vertändelt, bis man sich dem neuen, inneren, größeren Thema stellen und verschreiben konnte.

Meist ist die Anwesenheit von Cerussit auf dem Auswahlteller ein Hinweis auf beachtliche magische oder mediale Potenz, die ohne Schwierigkeiten aktiviert werden könnte. Das Thema Machtmißbrauch steht hier weniger im Vordergrund: einfach, weil die Seele hierfür schon zu alt ist. Eher hat diese Seele Probleme damit, immer noch hierbleiben zu müssen und eine intensive Sehnsucht danach, diese Sphäre recht bald auf Nimmerwiedersehen verlassen zu dürfen.

DANBURIT

AUSSEHEN

Danburitkristalle mit Naturendung (= Spitze) sehen meist relativ zierlich und transparent aus. Manche haben eine zartrosa Tönung, die sich bei häufigem Gebrauch dieser Steine noch intensivieren kann. Der Körper dieser Borsilikate weist vertikale Längsstreifungen auf, wie wir sie z. B. auch vom Topas oder Kunzit her kennen. Längsstreifen am Kristallkörper, die ich immer etwas salopp »Rallyestreifen« nenne, zeigen folgendes an: Der Energiefluß in diesem Stein läßt sich um ein Vielfaches beschleunigen, bei Bedarf sprintet diese Energie in einem Legemuster oder als Solo-Auflagesteinchen förmlich aus der Kristallendung heraus. Die Aura solcher längsgestreifter Mineralien ist in der Regel größer als bei ungestreiften, ebenso die Frequenzreichweiten.

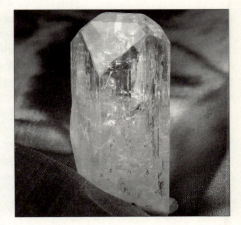

Der Danburit bildet hier keine Ausnahme: Seine Energie reicht weit über den Kristallkörper hinaus. Seine Spitze bündelt beachtliche Energiemengen und treibt sie vor sich her. Daher ist es ziemlich egal, in welchem Chakrenbereich dieser Heilstein aufgelegt wird: Er sucht und findet alle Bereiche, in denen seine Energie benötigt wird und treibt sie binnen kürzester Zeit genau dort hin.

Chemische Formel: $Ca[B_2SiO_8]$, Kristallgitter: rhombisch, Licht: Sonne.

WIRKUNGEN

Danburite glänzen und strahlen nach einer Heilsteinauflage oder Beendigung einer Meditation meist intensiver als vorher. Dieser Stein liebt es, beschäftigt zu werden und murrt nie über zu viel Arbeit. Er ist spritzig. Mit einem schönen, silbrigen Glanz und zartem Rosaschein wird sich Ihr Danburit-Neuzugang schon bald auffällig herausputzen.

Seine Lieblingskollegen sind ganz eindeutig Apophyllit und Dow-Kristalle. Dies sind nicht gerade reine Körperbearbeiter. Empfehlen würde ich eine Konfrontation mit der Danburitfrequenz in allen Lebensphasen und Situationen, in denen Sie spiritueller Führung oder Anleitung bedürfen bzw. diese Impulse anderen Personen vermitteln. Danburite fördern Gedankenauswertung, gedankliche Neuerfassungen, inhaltliche Neubewertungen und mentale Umstrukturierungsprozesse.

Diese Steine sind wertvolle Begleiter und geben geistigen Halt bei spirituellen Verrichtungen aller Art: Meditationen, Geistesschulungen, magische Initiationen, Weihen, Rituale, Adepten- und Neophytenweihe, geistige Hochpolung und Erweckung der Kundalinikräfte, der Chakren usw.

Danburite lieben Dows, und der Apophyllit, der einen ähnlichen Anwendungsbereich wie der Danburit hat und ebenfalls eine unglaublich weitreichende, intensive Energie besitzt, wirkt zusammen mit Danburiten noch besser.

Eine elegante Auraauflage für Meditationsgeübte oder »Kraftbewußte« verrate ich Ihnen gerne: Danburit über das Scheitelchakra legen, Spitze vom Körper weg, und dazu von Ohr zu Ohr (Heiligenschein-artig) Dow-Bergkristall-Einender und weiße Apophyllite gruppieren. Zur Intensivierung können Sie aufs Dritte Auge noch einen Cavansit oder Azurit auflegen. Solche Auflagen klären die Aura, bringen weißes und goldenes Licht hinein, machen feinfühliger, sensitiver und zielbewußter. Sie werden erkennen, daß Sie sowohl Herr als auch Sklave Ihrer eigenen Gedankenwelt sind. Was Ihre Gedanken bilden und formen, das findet sich bald auch in der Alltagswelt, der sogenannten Realität wieder. Nun, wie gefällt Ihnen diese Vorstellung?

Löst sie Panik und Hader aus, weil Sie voller destruktiver, nagender, oder – noch schlimmer – ohne nennenswerte Gedankenqualitäten sind? Wenn ja, dann sticken Sie sich ein Deckchen zum Aufhängen in die Küche, mit roter Aufschrift im Kreuzstich: »*Du bist, was Du denkst.*« Nehmen Sie's zur Warnung und als Ansporn zugleich! Lesen Sie den Sinnspruch jedesmal vor einer Danburit-Dow-Apophyllitauflage. Es wird sich daraufhin einiges tun...

Dieses Steintrio kann Ihr Freund fürs Leben werden und eine Art Coach, der Sie positiv antreibt.

Als alleiniger Meditationsstein hilft Ihnen Danburit auch: bis Sie weich werden und es begreifen: *Du bist, was Du denkst.*

DU BIST, WAS DU DENKST

DIASPOR

AUSSEHEN
Glasartig glatte, transparente, schillernde hellgrünliche Mineralbruchstücke oder Kristalle. Die schönsten stammen zur Zeit aus der Türkei. Fällt Sonnenlicht auf den Diaspor, zeigen seine Flächen rot-

grün-gelb schillernde Reflexionen. Sie erinnern an Benzinreflexe auf einer Wasserpfütze.

Chemisch gesehen ist der Diaspor ein Aluminiumoxihydroxid. Das Leichtmetall Aluminium (Al) hat eine Beziehung zum Nervensystem und zum Planeten Merkur (Intellekt, Luft, Nerven, Gewinnspielglück, Chancen, eine »schnelle Mark« zu verdienen). Auch die übrigen, nichtmetallischen Mineralbestandteile zeigen eine luftige, merkurische Signatur: Sauerstoff (O) und Hydroxid (OH) sind unter Normalbedingungen ätherische, flüchtige, instabile Substanzen.

Chemische Formel: AlOOH, Kristallgitter: rhombisch, Licht: Mond

WIRKUNGEN

Die zu gleichen Anteilen im Diaspor in ein rhombisches Gitter eingelassenen Metall- und Nichtmetallanteile erzeugen eine sehr nervenberuhigende, ausgleichende Schwingung, die man in Zeiten besonderer nervlicher Beanspruchung (Streß, Prüfungsvorbereitungen, Umzüge, Hausbau, generell alle neuen, ungewohnten Lebenssituationen, die Nervenäther aufzehren könnten) ideal nutzen kann. Unter Diasporeinfluß kommen nervliche Spitzenbelastungen, die bekanntlich gern zu allerlei Krankheitssymptomen führen, erst gar nicht auf.

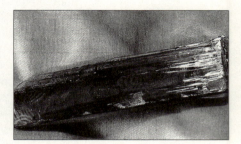

Diaspor schafft auch – typisch Merkur! – einen klaren Kopf. Außerdem beugt er Kopfschmerzen jeden Typs vor, die periodisch wiederkehren. Das kann einmal monatlich oder alle 14 Tage oder nur zu Vollmond sein, Hauptsache, es läßt sich eine Regelmäßigkeit erkennen.

MENTALE UND SEELISCHE WIRKUNGEN

Durch zu langes, unschlüssiges oder fruchtloses Hin-und-her-Überlegen entsteht häufig ein leeres, watteartiges Gefühl im Kopf. Man hat sich den Kopf »zerbrochen« für nichts und wieder nichts. Hier hilft ein Diasporanhänger um den Hals. Ab und zu abnehmen und auf der Schädelkalotte oder aufs Dritte Auge (Stirnbereich) auflegen. Durchsichtige und klare Diaspore schenken Durchblick, geben Klarheit und machen einen klaren Kopf.

Wie bereits erwähnt, hilft der Diaspor nur vorbeugend gegen Kopfweh. Seine Schwingung ist nicht dicht genug, um gegen Kopfschmerzen anzugehen, die eine unmittelbar nachvollziehbare, grobstoffliche Ursache haben. Dazu zähle ich Kopfbeschwerden z.B. nach Alkoholgenuß, von verrenkten Halswirbeln, Blutdruckanomalien und ähnliches.

MIT DIASPOR SIEHT MAN KLARER ALS ZUVOR

Diaspore lassen sich vor allem bei akut anliegenden Problemen und Situationen einsetzen, die einer schnellen mentalen Klärung bedürfen. Ideal ist in solchen Fällen ein Mineralstück, das als Handschmeichler seine Dienste tun kann: Abwechselnd in die linke und rechte Hand nehmen, immer mal wieder aus der Hosentasche hervorholen und als Fingerspieler verwenden.

Zur Klärung mentaler Probleme eignen sich Steinauflagen aufs Dritte Auge, besonders an Merkurtagen (also mittwochs), kurmäßig über mehrere Monate. Dann sollte es allerdings schon ein größeres Mineralstück sein (leider recht teuer), das regelmäßig im Nachtlicht aufgeladen werden muß.

Ist der Diaspor gezwungen, größere Mengen seiner merkurischen Kräfte als Denkhilfe und Nervennahrung in das Nervensystem seines Verwenders einzuspeisen, kann er sich gelblich-braun umfärben. Er behält jedoch seine schillernden Farbreflexionen und seine Transparenz bei, wirkt nur nicht mehr so attraktiv wie zuvor. Umfärbungsphänomene mindern die Heilsteinwirkung in diesem Fall nicht. Vorsichtshalber sollten Sie ihn aber öfters nachts ins Mondlicht legen, wenn Verfärbungen auftreten.

Überraschungseffekte kann man mit Diasporen schon mal erleben. Sie neigen dazu, ihre Energie schubweise, sozusagen in großen Portionen, abzugeben. Vorteil: Der Stein kann auch plötzliche Wechsel und Wandlungen im Nu abfangen und sie wieder in Richtung »normal« einschwingen (dem rhombischen Gitter sei Dank). Nachteil: Man kann evtl. länger mit ihm arbeiten und merkt nichts, und auf einmal schlägt die Steinenergie zu. Man empfindet sie aber immer als sanft, flüchtig, angenehm; sie erschlägt nicht, wie z. B. bei Diamanten und Obsidianen, die bekanntlich auch gern demaskieren und den Spiegel vorhalten. Der Diaspor macht auf sanftere Art und Weise auf Mißstände aufmerksam (Hydroxidanteil des Steines), entblößt nicht blind, sondern macht konstruktive Vorschläge, die er ins Tagesbewußtsein hochschleust.

DONNEREI
Thunder Egg

AUSSEHEN
Donnereier sind ei- bis faustgroße Kugeln oder Knollen, die von außen recht unscheinbar aussehen. Im Handel erhält man in der

Regel Donnereihälften, deren Anschnitt poliert worden ist. Auf diese Weise kann man das schöne Innenleben dieser »Eier« am besten bewundern: Innen sieht man einen gelappten, oft sternförmig gezackten Kern aus Rhyolith, den ein Achatmantel umschließt. Sowohl Kern als auch Mantel können opak dunkelblau bis schwärzlich gefärbt sein. Schlieren- oder nestartig sieht man dann oft noch weißliche Linien oder Quarznestchen, manchmal auch rote oder grüne Einsprenkelungen oder Linien.

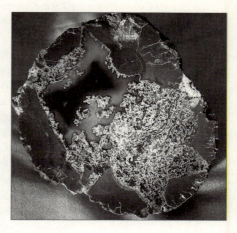

Suchen Sie sich einfach den Stein als Heilstein aus, der Sie persönlich am meisten anspricht. Die größten Steine bzw. Hälften sind nicht unbedingt die mit der stärksten Heilsteinwirkung. Es spielt auch keine Rolle, welche Farbe in Ihrem Donnerei dominiert. Schön sein muß es, und gefallen soll es – das genügt. Geringelte Achate haben einen Körperschutzeffekt. Auch Donnereier, besonders die mit vielen konzentrischen Ringen oder mit einem gut zu erkennenden Sternmuster, schützen den Körper vor Negativem. Der ideale Briefbeschwererstein auf Ihrem Arbeitsplatz, z.B. in einem hektischen Büro.

Chemische Formel: SiO_2, Kristallgitter: trigonal, Licht: Sonne

WIRKUNGEN

Diese Steine vermitteln Ruhe. Man schaltet besser ab, auch nach stressigen Tagen, und nimmt sich Zeit für sich. Daher ist die Schwingung des Donnereies auch sehr gut, um sich z.B. im Rahmen einer Meditations- oder Ritualvorbereitung zu sammeln oder um abends besser einschlafen zu können. Mit Donnereischwingung findet man seinen Frieden.

Besonders erfolgreich schützen Donnereier den Schlaf in energetisch leeren Räumen oder Zimmern mit beständigem, störendem Energiefluß (z.B. Betondecke und Betonfußboden oder Fußbodenheizung), wenn man empfindlich für solche Phänomene ist. Personen, die sich diesbezüglich nicht sicher sind, sollten jeden Abend ein Donnerei im Nabelbereich auflegen, denn diese Steine erhöhen das Einfühlungsvermögen für Energien, Raumenergien, die Ausstrahlung von Personen und (Kraft-)Plätzen.

Sie erleichtern es, Kontakt zu Naturkräften herzustellen, besonders denen des Erdelementes. Der Schutz, den Donnereier bieten können, ist gerade bei diesem Verwendungszweck von Vorteil. Mit

WERDE ACHTSAM UND ACHTE AUF DICH SELBST

Donnereischwingung kann man seine Antennen ausfahren und in Ruhe alles auf sich zukommen und einwirken lassen.

PSYCHISCHE UND SEELISCHE WIRKUNGEN
Donnereier fördern Individualität und Ausdruck, machen uns die Einmaligkeit und Einzigartigkeit aller Dinge und Lebewesen bewußt. Sie fördern das Vergänglichkeitsbewußtsein: Alles vergeht irgendwann einmal unwiederbringlich; an seiner Stelle entsteht aber etwas Neues. Diese Gedanken lassen einen starken Respekt vor Dingen und Lebewesen entstehen, helfen aber auch sehr, sich selbst zu achten, sich verzeihen zu können und sich nicht nur in andere, sondern auch in sich selbst viel besser einfühlen zu können.

PHYSISCHE WIRKUNGEN
Donnereier sind ideale Helfer bei Verbrennungswunden. Ich habe eine Verbrennung auf dem Fußrücken, die mit üblen Brandblasen gespickt war, mit einer Gabe »Causticum«-Globuli (pulverisiert) behandelt, diese auf die vorab mit Eis gekühlte Wunde gestreut, anschließend zwei Mal Morgenurin auf den Verband gegeben, bis er durchgetränkt war, und danach Auflagen mit Donnerei, Indigolith (blauer Turmalin) und Achat vorgenommen. Der Bereich ist narbenfrei geworden. Bitte beachten Sie aber: Mehr als handtellergroße Verbrennungen gehören unbedingt in die Hände des Unfall- oder Hausarztes. Kinder, Senioren und Immungeschwächte gehören mit jeder Brandwunde sofort zum Arzt. Als Anschlußbehandlung (= nach dem Verbinden) können Sie den Heilungsprozeß natürlich mit o.g. Steinen, die man bei Fußwunden auch gut in einen Strumpf stecken kann, fördern und enorm beschleunigen.

Bei Ganzkörperheilsteinauflagen zum Zwecke einer Chakrenharmonisierung oder eines Yin-Yang-Ausgleiches dürfen Donnereier nicht fehlen. Der beste Platz ist im Bereich Füße bis Knie.

EPIDOT
Unakit

AUSSEHEN
Dieses bunte, opake Mineral ist pistaziengrün und orangerot marmoriert. Oft finden sich in ihm kleine weißliche Quarznestchen

und/oder netzartig verzweigte dunkle, dünne Adergeflechte. Neulich habe ich mir einen Epidot in Form eines großen Donuts gegönnt und länger am Lederband getragen. Große Veränderungen an mir habe ich nicht gespürt. Wahrscheinlich, weil man ohne diese Steinsorte ganz gut auskommt, wenn man Chalzedone (Fließeigenschaften, gegen Heiserkeit), Moosachat (genügsam machend), Serpentin (Ruhe, Schutz), Bergkristalle (alles optimal ausbalancierend) und Aventurin (Regeneration) ständig bei der Hand bzw. um den Hals hat. Von allen eben genannten Heilsteinsorten hat der Epidot ein wenig. Die beiden Hauptfarben des Epidots, Grün und Orange, sind Mischfarben mit der gemeinsamen Grundnote: gelb.

Chemische Formel: $Ca_2(Fe,Al)Al_2[O/OH/SiO_4/Si_2O_7]$, Kristallgitter: monoklin, Licht: Sonne

WIRKUNGEN

Als Mentalfarbe gibt Gelb Bewußtsein, als Solarplexus-Chakrafarbe physische Lebensfreude. Im Epidot wird die Vitalfarbe Rot (Überlebenswille, Mut, Energie) durch das Gelb in ihrer Schwingung erhöht. Das Gelbgrün des Steins spendet Regenerationskraft für die Nerven, noch verstärkt durch den hohen Aluminiumgehalt des Epidots.

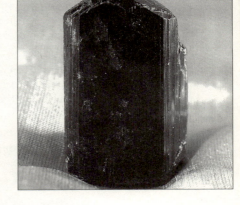

Über das verbindende Gelb werden die Komplementärfarben Rot und Grün harmonisch vereint, ohne Spannung zu erzeugen. Der ausgleichende Silikateffekt des Epidots unterstützt diesen Effekt noch. Somit hat die Epidotheilfrequenz etwas außergewöhnlich Unspektakuläres an sich. Sie zieht deshalb auch eher den ruhigen, gelassenen, sich nicht in Widersprüchen ermüdenden oder in Spannung lebenden Verwender an. Ich gestehe, vielleicht habe ich diesen Stein deshalb jahrelang glatt übersehen und erst jetzt getestet. Mehr oder weniger deshalb, weil kaum noch eine Sorte zum Testen übrig war. So bunt und schön, und doch führte er bis dato bei mir ein Aschenputteldasein!

PHYSISCHE WIRKUNGEN

Epidot hilft bei Grippe und grippalen (Virus-) Infekten. Er reinigt die Lymphe und hilft, unvollständige Antigen-Antikörperkomplexe, die sich in der Lymphflüssigkeit angereichert haben und das Immunsystem belasten, schneller abzubauen. Unterstützen läßt sich dieser Effekt mit Auflagen von Meteoriten, Chalzedonen, grünem Kalzit, Chrysokoll und Tigereisen (Lokalauflagen Hals/Brust). Epidot arbeitet so sanft und »auf leisen Sohlen«, den verträgt wirklich jeder bei Grippe – im Gegensatz zu dem Duo Rubin/Riverstone.

PSYCHISCHE WIRKUNGEN

Epidot entstreßt, unauffällig, aber gründlich. Dezent wimmelt er alles ab, was den Träger nerven könnte.

DER UNAUFFÄLLIG AUFFALLENDE

Außerdem macht diese Steinfrequenz selbstsicherer. Sie läßt uns über Situationen nachdenken, in denen wir uns gebunden oder hin- und hergerissen fühlen – das erzeugt Streß. Epidot wirkt dem entgegen, indem er hilft, uns auf uns selbst zu verlassen und zu einer Lösung des Problems zu gelangen. Nicht selten sind dies jene Probleme, die lange »übersehen« und konsequent vernachlässigt werden.

SEELISCH-GEISTIGE WIRKUNGEN

Interessant wird der Epidot für alle, die bald ein neues Projekt in Angriff nehmen. Unter dem Einfluß dieses Steins schaut man noch mal ganz genau nach, ob das Geld oder die Energie fürs neue Vorhaben auch tatsächlich reichen. Er erinnert auch – sanft, aber nachdrücklich – an die Konsequenzen von Zusagen anderer. Kann man sich auch wirklich auf die tätige Mithilfe von X oder Y verlassen? Sollten Sie unter Epidoteinfluß als Antwort auf Ihre Fragen ein schlechtes Gefühl bekommen, dann verschieben Sie die Sache lieber noch und sichern sich besser ab. Dieser Stein bewahrt vor Streß; selbst bei noch im Akasha sitzendem, drohendem Ärger mahnt er schon die Folgen an. Daher ist Epidot auch ein guter Stein, den man tragen kann, wenn man das Wesen eines Menschen oder eines Glaubenssystems genau ergründen möchte oder sein seelisches Einfühlungsvermögen schulen will.

FLINTSTEINAGGREGAT

AUSSEHEN

Opak; beigegrau, mit mausgrauen Flintsteinbruchstückchen durchsetzt. Diese Steinsorte gibt es seit längerem im Trommelsteinsortiment eines Kölner Goldschmiedes (»Litharion«). Flintsteinaggregate entstehen, wenn Flintbruchstücke durch Siliziumdioxid-

bzw. SiO$_2$-haltige Quarzmatrix, die Gänge oder Klüfte durchfließt, aufgenommen und in die Grundmasse eingebettet werden. Das Material kittet die Flintteilchen sekundär wieder zu einem Stein, eben dem Flintsteinaggregat, zusammen.

Das Material wird also in Bewegung gebracht, umgruppiert, verklebt, verfestigt und zusammengeschlossen. Vergleichbare Bildungssignaturen zeigen sich z.B. beim Turitellajaspis und dem Trümmer- bzw. Brekzien-Jaspis.

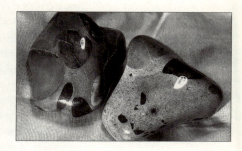

Aus diesem Bildungsprozeß heraus erklären sich die meisten Heilwirkungen des Flintsteinaggregates: Dieses Mineral ordnet auf körperlicher, seelischer und geistiger Ebene Vorhandenes um und setzt es in einen neuen, veränderten Bezug zu bereits Vorhandenem. Ziele, Wünsche, Pläne, aber auch im Dornröschenschlaf liegende Organfunktionen werden in Bewegung gesetzt. Daher ist das Aggregat wertvoll bei Unterfunktionen aller Art. Träge, der zähen Quarzmatrix gleich, fängt alles langsam an zu fließen und ordnet sich ohne Hast um.

Chemische Formel: SiO$_2$ + Fe und andere Spuren von Metall, Kristallgitter: trigonal, Licht: Sonne, Quarz-Familie

MENTALE UND GEISTIGE WIRKUNGEN

Der ordnende Flintsteinaggregateffekt wirkt sich klärend auf die Gedanken aus. Er ordnet aber auch den Schlaf- und Wachrhythmus und sogar die Besitzverhältnisse des Verwenders. Meine Freundin Irma bot sich zum Steintest an und meinte anschließend, der Stein hätte sie beständig daran erinnert, daß er mir gehöre und daß sie ihn zurückgeben müsse. Außerdem verspürten wir beide den Impuls, unsere Bücherregale und Schubladen nach Büchern oder Gegenständen zu durchwühlen, die andere uns geliehen haben könnten und deren Rückgabe wir eventuell verschwitzt hätten. Auch Rechnungen begleicht man mit Flintaggregatfrequenz in der Aura übergenau und prompt bei Post und Banken. Na, da fallen Ihnen sicher jede Menge Pappenheimer ein, denen ein Schuß dieser Frequenz ganz gut tun würde. Denen würde ich ein Geschenkfläschchen Elixir mischen.

WAS GEHÖRT EIGENTLICH MIR?

PHYSISCH-PSYCHISCHE WIRKUNGEN

Flintsteinaggregate helfen sehr gut bei Einschlafstörungen und allen Beschwerden, die durch mangelndes Loslassen und Abschalten hervorgerufen oder weiter unterhalten werden.

Bei meinen Ein- und Durchschlafstörungen halfen am effektivsten: je ein Flintaggregat, ein Analzim-Katzenaugecabochon und ein Madagaskar-Bergkristall-Einender neben dem Kopfkissen. Nach ca. einer Woche konnte ich das Aggregat weglassen – die Sache war »ins Rollen« gekommen, die neue Ordnung bzw. Umgruppierung erfolgreich abgelaufen. Besseres Durchschlafen stellte sich nach ca. 1-2 Monaten ein (bin ein recht hartnäckiger Fall). Da Flintsteine auch Schutzsteine sind, geben sie der von ihnen herbeigeführten neuen Situation auch mehr Stabilität. Das heißt konkret beim Thema Einschlafstörung: Man ist nicht gleich bei jedem neuen kleinen Störfaktor wieder aus dem Gleichgewicht zu bringen und verfällt nicht wieder in den alten Trott.

AUFLAGEEMPFEHLUNGEN

Bei allen Steinauflagen, die Blockaden aufheben sollen. Flintsteinaggregate wirken in allen Aurabereichen, in denen Blockaden zu messen oder zu sehen sind. Sie geben Licht in alle verschatteten aurischen Bereiche. Wem die deblockierenden Effekte des Rutilquarzes oder der Turmaline für sehr empfindliche Klienten zu heftig erscheinen, der kann als Regulativ und »Anlaufbremse« lokal Flintsteinaggregate ins Legemuster integrieren, am besten in direkter Nähe des Turmalins oder Rutilquarzes. Auf jeden Fall ist dies bei Erstauflagen mit Diamanten oder Obsidianen anzuraten. Abnehmen können sie das Aggregat später immer noch, wenn Sie sehen, der Klient verträgt die Energiemasse klaglos.

GEISTIGE WIRKUNGEN

Sie sind nur schwach vorhanden, aber die Flintaggregatfrequenz sorgt für Beständigkeit und kontinuierlichen Fluß. Das ruhige, behäbige Dahinplätschern dieser Steinenergie setzt seelische Reserven sehr ökonomisch ein – man verzagt nicht mehr so leicht. Sehr schön verträgt sich dieser Effekt mit der spritzigen Topas-Energie: geistige Anregung mit Topas, Durchhalteenergie liefert das Flintsteinaggregat. Da geht Ihnen auch bei Langzeitplanungen nie die Puste aus.

FLUORIT
pink

AUSSEHEN

Dieses schöne, rosafarbene und recht transparente Mineral habe ich als Reisemitbringsel aus Mexiko geschenkt bekommen: von meiner Freundin Irma. Sie hatte sich ebenfalls mit diesen pinkfarbenen Fluoriten eingedeckt. Wir beide empfanden die Steinfrequenz, verglichen mit den anderen uns bekannten Fluoriten in den Farben weiß, lila, blau, gelbgrün usw., als ziemlich ungewöhnlich und deutlich verschieden von der doch recht »schlauen«, rationalen und erkenntnisfördernden Schwingung der Fluoritsippe. Vielleicht sind die pinkfarbenen Fluorite die »Schwarzen Schafe« der gestrengen Fluoritfamilie. Sie sind viel zu fröhlich, heiter und un-fluoritig unbeschwert. Vielleicht liegt's aber auch am Herkunftsland.

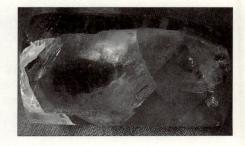

Chemische Formel: CaF_2, Kristallgitter: kubisch, Licht: Sonne

WIRKUNGEN

Pinkfarbener Fluorit weckt Erwartungen und schenkt ein Gefühl der Vorfreude. Dieser Impuls reinigt und belebt die gesamten in der Aura fließenden Energien, jedoch ohne aufzuputschen. Daher kann man ihn auch getrost nachts unter dem Kopfkissen lassen. Dieser Stein regt an, aber nicht auf.

Unter diesem Aspekt betrachtet, sind pinkfarbene Fluorite mit so ziemlich jedem Legemuster kompatibel. Schön, wenn man einen besitzt und ihn mit auflegen kann.

MENTALE UND SEELISCHE EFFEKTE

Pinkfarbene Fluorite fördern eine positive Erwartungshaltung. Man hat dieses Gefühl, daß sich bald etwas Neues, Schönes, Großes einstellen wird. Kinder kurz vor Weihnachten müssen ähnliche Empfindungen haben.

Des weiteren regen diese Steine die Fantasie an und machen aufgeschlossener: Selbst Flirtmuffel ringen sich unter pinkfarbenem Fluoriteinfluß noch ein paar Komplimente ab. Der Stein macht außerordentlich anziehend. Also Vorsicht, wenn Sie ihn am Arbeitsplatz tragen wollen. Alle Kollegen, auch die lästigen, werden Sie zu kontaktieren versuchen. Pinkfarbener Fluorit macht seinen

Träger anziehend. Er ist sowohl Sympathieträger, als auch Überträger – klar, daß dies das Leben leichter machen kann. Die eigentümlich weiche, Herzen öffnende Energie dieses Steines läßt sich mit der des Rosenquarzes vergleichen und doch wieder nicht. Rosenquarz ist eben in erster Linie Trostspendersteinchen.

Pinkfarbener Fluorit tröstet nicht so sehr. Er vermittelt zwar auch Harmonie und ein »Friede, Freude, Eierkuchen«-Gefühl – wie Rosenquarz –, aber er treibt seinen Verwender aus dem Schneckenhäuschen heraus in einen Zustand freudiger Erregung, in die Erwartung eines besseren Lebens. Er wäre somit eine Art »Fortsetzungs-Stein« für den Rosenquarz: erst trösten lassen und sich hinterher wieder erwartungsfroh unters Volk mischen.

PHYSISCHE EFFEKTE

Das Weiche, Fließende, Einladende, das der Fluorit abstrahlt, drückt sich auf der körperlichen Ebene folgendermaßen aus: gut bei Verhärtungen, insbesondere Sklerosierungen an der Wirbelsäule. Wie alle anderen Fluorite baut er Knochensubstanz auf. Es fehlt ihm jedoch die stark strukturierende, eher den Mentalkörper ansprechende Energie der weißen oder gelben Fluoritspaltoktaeder.

Pinkfarbene Fluorite animieren nur sehr schwach zur Selbstreflexion. Sie haben diese weiche Energie, die auch ein wenig Struktur bringen kann, aber eben nicht mental, eher auf der Körperebene, mit dem Spezialgebiet »Skelett«. Ansonsten regen sie allgemein die Energieflüsse im Körper an und bevorzugen es, die Laune in Fluß zu halten.

Für Patienten, die sehr verhärmt und verhärtet wirken, so, als ob etwas an ihrer Substanz frißt, empfiehlt sich folgende Herzchakraauflage, vor allem, wenn gleichzeitig über Steifheitsgefühle an der Wirbelsäule (Morbus Bechterew, Morbus Scheuermann, Wirbelverbackungen, Wirbelblockaden etc.) geklagt wird: Pinkfarbener Fluorit auf die Sternummitte; blütenblattartig oder als Linksspirale ein Muster mit Kunzit, Aventurin, Rosenquarzen, Analzimen und Morganit drumherum legen. Erden mit Rauchquarz.

Zur Belebung im Bauchraum Karneol (physisches Wohlbefinden), Citrin (Auflösung von Beengendem) und Orangencalcit (Heiterkeit, Bandscheibenpäppelstein) langsam dazulegen. Die richtige Steindosis haben Sie erreicht, wenn Ihr Patient aufseufzt oder sich wohlig aufatmend auf der Behandlungsliege streckt. Nach ca. 30 Minuten die Steine langsam wieder abnehmen. Die Reihenfolge ist eigentlich egal.

FUCHSIT
Chrommuskovit

AUSSEHEN

Einige zart glitzernde, opake Angehörige der Glimmer-Familie kennen wir bereits: den goldbraunen Biotit (Biotit-Linse), den beigebraunen Phlogopit (als Bestandteil der Hermanover Kugeln) und natürlich den silbrig schimmernden, violetten Lepidolith.

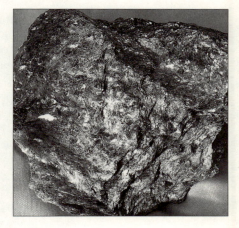

Der Fuchsit, eine chromhaltige Muskovitvarietät, ist intensiv grün gefärbt, ebenfalls opak, wirkt etwas bröselig, fast schuppig, und strahlt mit einem intensiven Silberglanz.

Ich besitze einen relativ großen Rohbrocken – ein Geschenk meiner Freundin Irma Daza. Trotz seiner Größe und des auffälligen Glanzes wird dieser Fuchsit bei Steinauswahlen von meinen Klienten nur selten gewählt. Dabei scheinen Personen, die vom homöopathischen Konstitutionstyp her »Anacardium Orientale« sind, diesen Stein überproportional oft zu wählen und meist auch als erste oder zweite Wahl. Die Heileffekte des Fuchsits haben sicherlich einen deutlichen Bezug zu diesem Mittel. Sie können den akuten Anacardiumzustand (von Zweifeln hin und her gerissen, widersprüchliches Handeln, Neigung zur Überkompensation) lindern.

Chemische Formel: $KAl_2[(OH,F)_2/Al\,Si_3O_{10}]$ mit bis zu 4% Chromoxid, Kristallgitter: monoklin, Licht: Sonne, Glimmer-Familie.

WIRKUNGEN

Auch sonst dürfte dieser Stein einen großen Benutzerkreis ansprechen, denn sein Einsatzgebiet ist recht groß und vielfältig: Generell wirken alle chromhaltigen Heilsteine dem Gefühl entgegen, unter Spannung, unter Druck, unter Streß zu stehen. Dabei spielt es keine Rolle, ob man diesen Druck auf körperlicher, seelischer oder geistiger Ebene empfindet. So können z.B. Leber oder Galle akut oder chronisch bedrückt sein, oder man hat Magendrücken, es liegt ein Problem unverdaut schwer im Magen – wie auch immer: der Fuchsit beruhigt und entlastet. Er befreit von Druck oder Streß, indem er gestaute Energien wieder sanft abfließen läßt.

Bei mir wirkte er auch prima gegen das matschige Druckgefühl, das manchmal nach Erkältungen im Kopfbereich hinter der Stirn zurückbleibt. Bei Sinusitis (Stirnhöhlenvereiterung) hilft er gut, wenn man ihn zusammen mit einem Smaragd neben den Kopf legt oder über Nacht neben bzw. (bei ruhigen Schläfern) unter das Kopfkissen plaziert.

Fuchsit hilft auch bei dem Gefühl, unter hoher nervlicher Spannung und/oder unter Druck zu stehen. Hier zeigt sich die Familienähnlichkeit zu der Glimmervarietät Lepidolith, der außerdem auch noch bei Nervenschmerz hilfreich ist und ebenfalls entlastet und beruhigt.

> MIT FUCHSIT IST DER ERSTE SCHRITT NICHT MEHR DER SCHWERSTE

Fuchsit macht nicht unbedingt ruhiger, im Gegenteil: Von Entscheidungshemmung oder Hin-und-her-gerissen-Sein geplagte Naturen können dadurch lebhafter, spontaner und temperamentvoller werden. Sie wirken dabei aber nicht aufgeputschter, sondern unter dem Einfluß dieses Heilsteines vielmehr authentischer und nicht so zerrissen. Hemmungen und Bedrückungen finden wieder ihren Weg nach außen. Insofern macht die Fuchsitenergie gesprächsbereiter, offener. Belastendes kann verbalisiert werden, hemmende Ängste oder Streßfaktoren können erkannt, benannt und abgelassen werden.

Mithin wird der Fuchsit alle Personen ansprechen, die lieber in einer »realen«, körperlichen Krankheit Zuflucht suchen. Vielleicht, weil es ihnen unangenehm ist, andere mit Ihren Sorgen oder Problemen zu belasten, vielleicht aber auch, weil sie als Kind in dieser Hinsicht nur schlechte Erfahrungen gemacht haben. Fuchsitverwender möchten gern pflegeleicht wirken, unkompliziert und leicht zu handhaben. Sie wollen gefallen. Die Energie, die in die Aufrechterhaltung dieser bemühten Fassade gesteckt wird, fehlt natürlich woanders. Meist leiden darunter alle vegetativ gesteuerten, rhythmisch-zyklisch ablaufenden Körperfunktionen.

Oft kostet es größte Überwindungen, den ersten Schritt in Richtung Veränderung zu tun, und dies jedesmal aufs Neue.

GIRASOL

Wasseropal

AUSSEHEN

Schöne Girasol-Trommelsteine sind wasserklar, transparent ohne sichtbare Einschlüsse und haben einen feinen Silberglanz. Nachdem ich einen Girasol auf seine Qualität als Heilstein hin getestet hatte, war mein erster Gedanke: Wie bin ich bloß so lange ohne diese Steine ausgekommen?

Chemische Formel: SiO$_2$, Kristallgitter: amorph, Licht: Mond, Opal-Familie

PHYSISCHE WIRKUNGEN

Mit Girasolen in der Tasche fällt jede körperliche Arbeit leichter und gelingt besser. Sie haben etwas Vitalisierendes an sich und stärken die Lebenskräfte. Sie harmonisieren alle Bewegungsabläufe. Dadurch wird die Körpermuskulatur optimal und ökonomisch eingesetzt, was natürlich auch Verspannungen und dem Muskelkater vorbeugt. Hat man, bedingt durch harte oder körperlich ungewohnte Tätigkeiten, bereits Muskelkater, so ist ein abendliches Bad mit Girasolen im Badewasser oder Girasolelixier als Zusatz ein echter Geheimtip: Spannungen, Muskelschmerzen und Steifigkeitsgefühle verschwinden im Nu.

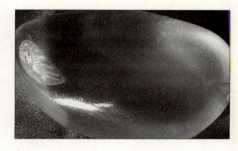

Durch seinen Entsäuerungseffekt (Girasole entstehen aus kieselsäurehaltigen Lösungen) beugt der Wasseropal Verspannungen vor. Er entsäuert und entgiftet Muskulatur, Lymphe und das Blut, wirkt befeuchtend auf die Haut und hilft auch bei trockener, spröder Lippenhaut sowie Trockenheitsgefühl im Auge.

MENTALE UND SEELISCH-GEISTIGE WIRKUNGEN

Girasol macht Lust auf Veränderungen, macht reiselustig und mindert das sogenannte Reisefieber. Nimmt man auf Reisen Girasolelixier ein, gewöhnt man sich schneller an das ungewohnte Essen oder das Hotelbett und probiert bereitwillig auch mal neue Speisen aus. Seine Devise ist: raus aus dem Alltagstrott, mal sehen, was es Neues, Schönes gibt. Dadurch steigert dieser Stein natürlich den Erholungseffekt eines Urlaubes, selbst, wenn dieser nicht ganz so ausfiel, wie erwartet.

GESCHMEIDIG WERDEN UND BLEIBEN

Girasole wirken psychisch aufhellend. Man kann mit diesem Stein auch nicht lange nachtragend sein. Er lenkt von unschönen Dingen einfach ab. So bleibt gar keine Zeit für kleinliches Gemäkele oder Schuldzuweisungen aller Art. Um etwas Bewegung in eingefahrene Beziehungen zu bringen, würde ich Girasolelixier für beide Partner sehr empfehlen. Der Stein wirkt als Aphrodisiakum recht durchschlagend. Sein belebender, lustweckender, animierender Effekt belebt nicht nur langweilig gewordene Beziehungen und lahme Muskeln, er hebt auch das eigene Lebensgefühl.

GOSHENIT

AUSSEHEN

Goshenite sind transparent, wasserklar wie Bergkristall oder sehr leicht hellgrünlich getönt. Wasserklare Exemplare in Edelsteinschleifqualität sind recht selten und teuer.

Chemische Formel: $Al_2Be_3[Si_6O_{18}]$, Kristallgitter: hexagonal, Licht: Sonne, Beryll-Familie.

WIRKUNGEN

Diese Beryll-Variante ist ein wichtiger Helfer, um Trauerarbeit leisten und Geburtstraumata bewältigen zu können.

Sehr tröstend wirken Goshenitauflagen auf dem Herzchakra, zusammen mit in Kreuzform aufgelegten Analzimen und Dioptasen.

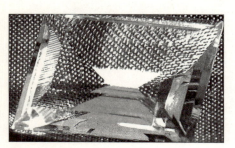

DER TRAUMENLÖSER

Personen, die überempfindlich gegen Kritik sind, empfehle ich einen Goshenitanhänger, der in Herz- bzw. Thymusdrüsenhöhe getragen wird.

Hat man eine Zurückweisung erfahren oder noch frische Enttäuschungen hinter sich, helfen ein Steinelixier und regelmäßige Steinauflagen im Bauch- und Brustkorbbereich.

Goshenit wählt, wer von seinen Eltern abgelehnt wird/wurde, meist aufgrund nicht erfüllbarer Erwartungen: Das Kind hat z. B. ein anderes Geschlecht als erhofft oder ist für den Geschmack der Eltern »aus der Art geschlagen«. Goshenit sorgt bei seinem Verwender wieder für eine klare und realistische Sicht der Dinge. Er macht einen unabhängig von den eingeimpften Fehlerwartungen der anderen, indem er alles aus der richtigen, unverzerrten Perspektive sehen läßt.

Er gibt Weitblick, Durchblick (war früher eine Art Brillen-Ersatz bei reichen Leuten), sorgt für eine klare Perspektive. Er wirkt auch gegen Perspektivlosigkeit, insbesondere, wenn diese auf Fehleinschätzungen (»Ich bin zu klein, dumm, schwach, usw.«) beruht.

Die Klarheit und Gewißheit, die ein Goshenit vermitteln kann, wirkt seelisch ungemein bestärkend. Sind Geburtstraumata vorhanden, d.h. alte Muster mit starkem Eigenleben, die sinnlos Energie fressen, hilft Goshenit dabei, diese ohne Angst zu verabschieden.

Goshenit ist einer der wenigen Steine, die es fertigbringen, seinem Träger klarzumachen, daß gerade bei Geburtstraumata nicht nur die Ängste und Erwartungen des Kindes selbst eine Rolle spielen. Nein, man schleppt ja auch das unerlöste Bündelchen der

Eltern auf ewig mit sich herum. Auch dieses entwickelt mit der Zeit ein energiezehrendes Eigenleben, sinnlos wie ein Kropf.

Die Goshenitfrequenz lädt förmlich dazu ein, sich von diesen Programmen zu trennen und kann sie auflösen. Nach solchen Auflösungen sollte man den Stein noch eine Weile bei sich tragen, um voll in den Genuß der nun freigesetzten, umgewandelten Traumaenergien zu kommen.

GWINDELQUARZ

AUSSEHEN
Es handelt sich bei diesen schönen, transparenten Kristallen um eine gedreht gewachsene Bergkristall-Sonderform (siehe Buchcover) des nur in den Zentralalpen häufig vorkommenden sog. Friedländerquarzes.

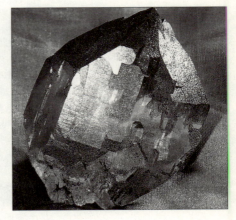

Salopp gesagt, handelt es sich um dicke Einender-Bergkristalle mit eingebautem, kompensiertem Formfehler. Durch geringfügige, unterschiedliche Orientierung (»Baufehler«) der Quarzbausteinchen, die sich zum Kristallwachstum zusammenlagern, entstehen mosaikartig zusammengesetzt aussehende Bergkristall-Einender, die Friedländerquarze. Die fehlerhafte Anlagerung der Bausteine führt man auf tektonische Beanspruchungen, denen der wachsende Kristall ausgesetzt war, zurück. Bei den Mineralogen heißen diese Wachstumsorte, an denen es so unruhig herging, »Zerrklüfte«. Beim Gwindelquarzwachstum spielten nicht nur die Unruhe und andere Störeinflüsse eine Rolle, nein, er wuchs auch noch extrem langsam; bei hoher Bildungstemperatur und hohem Druck in Anwesenheit hoher Kohlendioxidkonzentrationen erfolgte das Wachstum mal langsamer, mal schneller, immer im Rhythmus der tektonischen Ereignisse, die sehr unbeständig waren, und dies alles auch noch bei äußerst knappem Materialangebot.

Bergkristalle spiegeln die Umstände, die zur Zeit ihrer Entstehung in der Kluft herrschten, perfekt wider. Der Gwindel birgt eine Reihe widrigster Entstehungsumstände in sich. Daher ist es, gemäß der Signaturenlehre, kein Wunder, daß er mit Nachdruck Energieflüsse bewegen und prägen kann. Der Gwindelquarz ist spielend in der Lage, Chakrendrehrichtungen zu beeinflussen. Er dreht auch die »richtige« Richtung in die »falsche« um, binnen Minuten. Beim Texten dieses Quarzes habe ich dies einmal äußerst schmerzhaft erfahren. Alles brachte dieses Ding in Unruhe.

Chemische Formel: SiO_2, Kristallgitter: trigonal, Licht: Sonne, Quarz-Familie.

WIRKUNGEN

ALLE ENERGIE MIR NACH

Ich habe diesen kleinen Peiniger nie wieder angefaßt, bis ich einmal Schmerzen hatte, ihn in meinem Regal sah, gierig ergriff und auf das zweite Chakra legte. Sofort ging der Schmerz weg. Aus meiner Erfahrung mit Heilsteinen heraus muß ich sogar zugeben, daß selbst die extrem dominanten Diamanten, die jedes Legemuster beherrschen, nicht so schnell Energieflußrichtungen vorgeben, wie ein Gwindelquarz. Gwindel drehen Energie und lassen sie in die Richtung fließen, die ihnen gerade paßt, schnell und nach einem gewissen Zufallsprinzip. Dennoch variiert die Drehrichtung noch etwas im Laufe der Auflage.

Diamanten hingegen reißen alle Energie im Legemuster an sich und frieren eine ihnen genehme Richtung dauerhaft und auf recht starre Weise ein. Genau aus diesem Grund arbeite ich nicht mehr mit Diamanten. Wenn man nämlich einmal etwas falsch legt, liegt die Sache fest (und möglicherweise im Argen), denn kein anderer Stein schlägt den Diamanten.

Gwindel sind genauso machtvoll, aber etwas flexibler, mit Korrekturtaste sozusagen, genau, wie es ihrem Entstehungsprinzip entspricht.

PHYSISCHE WIRKUNGEN

Gwindelquarz ist mein neuer Favorit bei allen (!) Arten von Krämpfen und Schmerzen während der Menstruation. Ein Legemuster finden Sie im entsprechenden Kapitel dieses Buches. Probieren lohnt sich, selbst wenn Sie schon, wie ich, ein Vierteljahrhundert Periodenschmerz feiern können. Zeit spielt beim Gwindel keine Rolle, denn auch er wuchs schließlich sehr langsam. Er gibt nicht so schnell auf und hat ein Gespür für rhythmische Phänomene.

Genau diese genannten Eigenschaften sollten Sie aber auch davon abschrecken, auf einigermaßen gut arbeitende, arglose Chakren Gwindelquarze aufzulegen. Diese Steine sind »ultima ratio«, sie sollten erst zum Einsatz kommen, wenn nichts anderes mehr geht. Falschauflagen im Sinne von »noch-zu-früh-aufgelegt« zeigen sich mit heftigem Schmerz. Sicher, es gibt Schmerztabletten dagegen, die betäuben aber nur die Nerven; den Schaden, den man mit solchen Energieverschiebespielchen Seele und Geist zufügt, machen Pillen nicht wett. Alle Steine wirken eben auf Körper, Seele und Geist, auch falsch indizierte Exemplare. Ich bin auf dieses Thema bereits in meinem ersten Buch kurz eingegangen, immer anhand entsprechender Heilsteinbeschreibungen. Auch in diesem Buch verkneife ich mir dies nicht. Es lohnt sich unbedingt, mit Gwindeln respektvoll zu experimentieren.

Teilen Sie mir Ihre Erfahrungen dazu mit. Aber verschonen Sie mich bitte mit sogenannten Chakrafließrichtungs- oder Ausreinigungskorrekturen, bei denen man ein Chakra im Wechsel dazu zwingt, sich erst vorwärts, und dann rückwärts zu bewegen. Selbst einer klemmenden Kellertür würde ich eine solch plumpe Rabiatbehandlung nicht antun. Gewisse Leute schwören auf diese Tortur. Komisch, in meine Praxis kommen immer nur die armen Opfer, wo's dummerweise nicht hinhaute. Glücklicherweise sind Gwindel selten und auch ein wenig teurer, ein geiziger Dilletant mag weiterhin seinen Unfug mit Schörl und Obsidianen treiben.

HANKSIT

AUSSEHEN

Vom Aussehen her ist der Hanksit ein eher unscheinbarer Stein: Etwas plump, kurz und gedrungen, recht mürbe wirkend. Meist sind es opake (undurchsichtige), dickliche Ein- bzw. Doppelender mit glatten Kristallflächen, schwach beige bis schmutzig gelbgrün getönt. Aus dem Steininneren schimmern manchmal dunkle Einschlüsse in verschiedenen Formen und Größen durch.

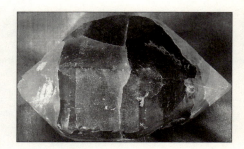

Chemische Formel: $KNa_{22}[Cl/(CO_3)_2/(SO_4)_9]$, Kristallgitter: hexagonal, Licht: Sonne

WIRKUNG

Der Hanksit ist äußerst wasserempfindlich und weich, wie eine Tafel Schokolade. Er ist einer der wenigen Steine, die ausnahmsweise einmal *nicht* unter fließend Wasser mit meiner Reinigungsformel von allem Negativen gereinigt werden müssen. Er be-

DAS VENTIL

kommt eine »Trockenreinigung« und wird lediglich mental, ohne Zuhilfenahme von Wasser, gereinigt und anschließend programmiert: Sie sagen Ihren Reinigungsspruch auf und legen den Stein anschließend, am besten auf einer Quarzdruse, für ein paar Tage in die Sonne. Nach jeder Verwendung des Hanksit als Heilstein gilt dasselbe: nicht abspülen, sondern ca. 30 Minuten in das Tageslicht legen. Im Hanksit vereinen sich einige günstige Mineralieneigenschaften, wie sonst bei kaum einem anderen Heilstein. Durch den Sulfatgehalt – $(SO_4)_2$ – hat der Stein saugende, energieanziehende Eigenschaften. Der Karbonatgehalt (CO_3) – und die hexagonale Gitterstruktur regeln den Energiedurchsatz durch diesen Stein fabelhaft gleichmäßig und ruhig. Karbonate bremsen generell zu Schnelles und beschleunigen zu Langsames, haben also einen regulierenden Effekt. Natrium(Na)-, Chlorid(Cl)- und Kalium(K)-Ionen haben als Elektrolyte im Körper viele wichtige Funktionen. Vor allem der Quellungszustand des Gewebes und jeder Zelle sowie die Reizleitungstätigkeit sind zwingend an eine korrekte Verteilung dieser Ionen gebunden. Ein weiterer Pluspunkt des Hanksits, der bei seinem energieregulierenden Effekt hilft, ist seine Form: Als Doppelender spreitet er seine Energien sehr flächig. Er hat allerdings nur sehr kleine Reichweiten, d.h. lokal aufgelegt zeigt er am besten, was er kann. Das ist bei vielen weichen Steinen – der Hanksit hat nur Mohshärten zwischen 3 - 3,5 – so.

Durch die erwähnten Besonderheiten erzielt der Hanksit im Lichtkörper des Menschen eine Art Ventil- oder Klappeneffekt. Seine Energie fließt nur in eine Richtung ab, vergleichbar mit dem venösen Blut im Körper, das seine Fließrichtung zurück zum Herzen über Einweg-Klappen vorgegeben bekommt.

Wann immer in einem Legemuster ein gleichmäßiger, beständiger Energiefluß in eine bestimmte Richtung vonnöten ist, sollte ein Hanksit dazugelegt werden.

HOWLITH

AUSSEHEN
Howlithe sind opake, gemasert hellblaue bzw. weißblaue oder einfarbig weiße Mineralien, oft von einem feinen, dunkelgrauen Adernetz durchzogen. Ihre Heilfrequenz gleicht prinzipiell sehr der des Magnesits.

Chemische Formel: $MgCO_3 + Ca, SiO_2$, Kristallgitter: trigonal, Licht: Sonne

WIRKUNGEN

Howlith wird von Leuten bevorzugt, die auf irgendeine Art und Weise körperlich eingeschränkt sind oder sich so fühlen. Strikte Diäten, (Übersäuerungs-)Schmerzen, Prothesen, chronische Entzündungen oder extremes Übergewicht bzw. andere Beschneidungen der Bewegungsfreiheit sind die häufigsten Ursachen, sich zu diesem Stein hingezogen zu fühlen.

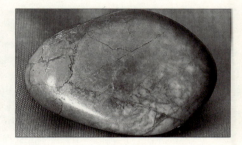

Oft wird er bei der Auswahl von Steinszenarien zusammen mit Magnesit, Variszit, Citrin, Schwefel und ganz besonders der Pyritsonne ausgesucht. Daraus kann man schließen, daß die betreffende Person körperlich krank ist (bzw. es erst kürzlich über längere Zeit war) und unbedingt Ruhe, basenbetonte Vital-Kost und ihren Schlaf braucht.

PHYSISCHE WIRKUNGEN

Howlith wirkt der Gewebeübersäuerung entgegen. Er entschlackt, entgiftet und füllt die Basendepots im Körper (bei entsprechender Kostzufuhr) wieder auf.

Durch eine saure Stoffwechsellage kommt es im Körper zu einer Reaktionsstarre. Die Zellen drohen im »Gel«-Zustand buchstäblich zu versauern, was sich auch an der Gemütslage des Betroffenen mehr oder weniger deutlich zeigt – er ist oft »sauer«.

GEGEN REAKTIONSSTARRE

Ein Körper, der Howlithschwingung benötigt, ist schon lange nicht mehr in der Lage, koordiniert zu entgiften. Ohne Außenunterstützung, z.B. basenhaltige Pulver (Rebasit, Alkala, Basica) wird er es auch nicht mehr schaffen. Schon gar nicht, wenn Streß, reichlich Alkohol, Nikotin und Fleischprodukte die Säurehalden noch erhöhen.

Zur Entgiftung auf Körperebene sollten daher größere Mengen Howlith (Kette) über Monate getragen *und* Entsäuerungsmittel eingenommen werden (Urin-pH-Wert langsam, über Wochen gesteigert auf den pH-Wert 7,4 einstellen, viel mineralarmes Wasser trinken). Wieder im gesunden »Sol«-Zustand arbeitende Gewebezellen entquellen, verursachen weniger Schmerzen und erzeugen Wohlbefinden.

Ein Aufschwemmen des Körpers und das leidige Dickwerden geschehen oft nur aus schierer Notwehr unseres Körpers, als Desperadostrategie, frei nach dem Motto: »Ich kann meine Säureberge wegen akutem Basenmangel zwar nicht über meine Ausscheidungsorgane Darm, Leber, Haut, Lunge und Nieren loswerden, aber wenn ich das Zeug mit Wasser verdünne (Aufschwemmen verursacht Zusatzgewicht), sind die schädlichen Auswirkungen für mich geringer. Vorteil: Verdünnte Säure ist weniger aggressiv zu den Schleim- und Gelenkinnenhäuten. Nachteil: Der Körper wird aufgedunsen und behält bei Reduktionsdiäten eisern sein Wasser ein, denn Fasten setzt zusätzlich noch mehr Schlacken frei. Die Auswirkungen wären für empfindliche Gewebearten noch fataler.

Howlith hilft dem Organismus aktiv aus der Reaktionsstarre heraus. Das ist auch einer der Gründe, warum durch diesen Stein viele sogenannte Umstimmungstherapie-resistente Patienten wieder behandelbar werden. Für alle Blockadenpatienten, Stoffwechselkranke (besonders jene mit der berühmten harnsauren Diathese, Rheuma und Gicht) sowie Gewohnheitsraucher und -trinker (homöopathische Konstitutionsmitteltypen: Sulfur und Nux vomica mit eingeschlossen) sowie Schmerzpatienten sind Howlithe als wertvolle Heilsteine nur wärmstens zu empfehlen.

SEELISCHE WIRKUNGEN
Der Stein hilft alles Schmerzhafte besser verarbeiten, hilft auch aus seelischer Starre (depressive Verstimmungen) heraus und animiert dazu, sich selbst anzunehmen und zu helfen. Zuviel sollte man sich vom Howlith als Helferstein auf der Seelenebene allerdings nicht versprechen. Er eignet sich eher als Zusatzstein, wenn oben genannte Indikationen gegeben sind. Seine Wirkungen sind eindeutig eher auf den Körper konzentriert.

KAKOXENIT

AUSSEHEN
Im transparenten Quarz (oft Trommelsteine oder Cabochons) sieht man geordnete kleine Reihen aus goldglänzendem Goethit: oft sind noch rote und/oder schwarz gefärbte Goethitlagen winkelartig im Stein eingelagert. Rein goldfarbige Steine kann man mit Rutil oder manchen Achatvarietäten verwechseln.

Chemische Formel: Goethit = FeOOH in Quarz (SiO_2), Kristallgitter: rhombischer Goethit in trigonaler Quarzmatrix, Licht: Sonne

WIRKUNGEN

Kakoxenite wirken primär aufs Wurzelchakra (1. Chakra) und auf das Kehlchakra (5. Chakra) ein. Sie verleihen physische Kraft, stärken das Durchhaltevermögen, strahlen wärmende Energie ab und geben eine schöne Stimme.

Der Energiefluß aller feinstofflichen Körper wird angeregt und der Energieaustausch durch alle Chakren beschleunigt. Daher haben Kakoxenite eine leicht deblockierende Wirkung.

Diese Steine wecken das Verantwortungsgefühl. Da sie das erste Chakra besonders ansprechen, wird in erster Linie das Verantwortungsgefühl sich selbst gegenüber geweckt. Man ist dann auch bereit, diese Verantwortung für andere zu tragen, aber alles der Reihe nach. Unter Kakoxeniteinfluß zeigt man sich so, wie man ist – und fühlt sich wohl dabei.

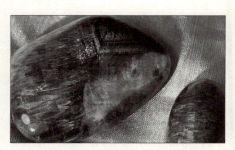

Psychisch wirkt er stimmungsaufhellend und verleiht Entschlossenheit. Man konzentriert sich auf das Wesentliche. Alles, was zu den *eigenen* Zielen und Plänen paßt, wird geprüft und gegebenenfalls auch als unpassend verworfen. Kakoxenite sorgen dafür, daß man stetig »dran bleibt«, ohne verbissen zu werden. Sie helfen dabei, andere für die eigenen Pläne zu begeistern. Das Anfeuernde des Eisens im Stein, der beständig machende Oxideffekt und das rhombische Gitter ziehen in diesem Heilstein optimal an einem Strang.

Die Energie, die dem Kehlchakra durch Kakoxenit zugeführt wird, erleichtert es, die Kommunikation mit anderen und zu anderen aufrecht zu erhalten. Sein energiespendender Effekt auf das Wurzelchakra macht beständiger, lebendiger, bestimmter im Auftreten und extrovertierter, auch im Ausdruck der Körpersprache. Diese freigesetzten Energien kommen wiederum dem verbalen Ausdruck (Kehlchakra) zugute. Als ergänzende Kombinationssteine eignen sich: Rauchquarz, versteinertes Holz und das Falkenauge (relativ sanft und neutral fürs Wurzelchakra) oder Rubin, Tigereisen, Rutilquarz (eher warm, »heizend« und vitalisierend).

Als Kur für die Stimme, fürs Kehlchakra: sehr sanft mit einer blauen Turmalinkugelkette, bei Rauchern natürlich mit Dumortierit, bei verbisseneren Naturen mit Moosachat. Hartnäckigere Stimmprobleme mit blauem Chalzedon und Sodalith.

SEIN KÖNNEN, WIE MAN IST

KASSITERIT
Zinnoxid

AUSSEHEN
Braunschwarze, meist zentimetergroße opake, abgeflachte Einzelkristalle oder Kleinstufen. Kristalle, die sich länger als Heilsteine im Gebrauch befinden, glänzen im Auflicht stellenweise marsrot und/oder bekommen gelbliche Glanzpunkte.

Chemische Formel: SnO_2, Kristallgitter: tetragonal, Licht: Sonne

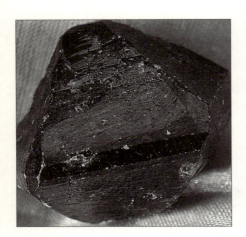

PSYCHISCHE WIRKUNGEN
Kassiterit macht gesellig. Nicht umsonst kommt er so gern als Zwilling oder Kleinstufe daher.

Industriell wird Zinn (Sn) zur Verpackung von Lebensmitteln in Form von Konservendosen oder Staniol verwendet. Das Metall Zinn zeigt sich hier als ein der menschlichen Gesundheit sehr zuträgliches, sehr jupiterisches Metall. Diese wohlmeinende, großzügige, jupiterische Note strahlt der Kassiterit voll ab. Die Zugehörigkeit zur Klasse der Oxide verstärkt und stabilisiert diese Eigenschaft ebenfalls noch.

Kassiterit zeigt sich generell als gönnerhafter Stein, nicht nur auf psychischer Ebene.

PHYSISCHE WIRKUNGEN
Kassiterit ist ein Schnäppchenstein für alle, die mehr oder weniger regelmäßig ihre Probleme mit der Leber oder der Galle haben. Auch Personen, die sehr pingelig auf die Hygiene achten und sich vor unappetitlichen oder vermeintlich mit Belägen bedeckten Lebensmitteln grausen (Typ: »Riech mal am Yoghurt, das Datum läuft heute ab«) sind mit Zinnoxiden gut bedient. Leider ist der Standard in Großküchen oder Gaststätten oft nicht so hoch wie daheim. Jeder, der schon mal seine Kartoffelsalatmahlzeit als eine Art heimliches Gottesurteil zum Thema Hygiene ansah, weiß, was ich meine. Hier helfen Kassiterite, auf den pH 1-gestärkten, bakterientötenden Magensaft und ein durch Jahrmillionen der Evolution geschultes Immunsystem blind zu vertrauen: Man ißt das Tellerchen leer, übersieht Schmuddelflecken auf der Tischdecke und konzentriert sich eben *nicht*, wie sonst, auf mutmaßliche Symptome, die den Verdacht erhärten, daß das Essen verseucht sein könnte.

Manchmal hilft Kassiterit auch bei Tieren, die partout eine Nahrungsumstellung (z. B. bei Welpennahrung) verweigern oder Angst haben, in neuer Umgebung zu fressen. Somit sind diese Steine die ideale Tischdekoration, wenn pingeliger Besuch beim Herrchen droht, und für den Hund eignen sie sich fürs Körbchen.

Bei häufigen, banalen Infekten im Bronchialbereich kann ich Kassiterit wärmstens empfehlen.

Auf die Nerven wirkt dieser Stein langsam, aber beständig ausgleichend. Er ist nicht einmal so sehr beruhigend, aber stark zur Mitte hin regulierend. Am deutlichsten zeigt das Zinnoxid diesen Effekt binnen weniger Wochen als Hosentaschenstein bzw. nachts unter dem Kopfkissen. Um eine intensiv erdende, beruhigende Wirkung zu erzielen, sollte man den Kassiterit zusammen mit nicht zu kleinen Rauchquarzen oder versteinertem Holz im Bereich des ersten Chakras auflegen.

DANKE, ES BEKOMMT MIR AUSGEZEICHNET

MENTALE WIRKUNG

Zinnoxid richtet den Blick seines Verwenders nach vorn, in die Zukunft. Verhaftungen an alte Muster oder Sorgen lösen sich mit regelmäßigen, d.h. täglichen Steinauflagen aufs zweite oder dritte Chakra wesentlich schneller auf: Am besten täglich 20 Minuten auflegen, über 1-2 Wochen.

Die Steinfrequenz erinnert den Verwender daran, erst mal die Verbindlichkeiten und Zwänge, die aus alten Verpflichtungen bestehen, abzutragen, ehe man Verpflichtungen neuer Art eingeht. Das kann den finanziellen Bereich betreffen, aber auch Gebiete wie Fürsorge, Aufarbeiten gescheiterter Ehen oder Eltern-Kind-Beziehungen. Dann erst ist man wirklich frei für neue Verbindungen und Verbindlichkeiten.

KUPFERCHALZEDON

AUSSEHEN

Die Chalzedonfamilie wird immer bunter, immer mehr Varietäten finden sich im Handel. Die Kupferchalzedone sind ebenfalls blau, wie der blaue Chalzedon. Die Farbe rührt jedoch vom Kupfer her und basiert nicht auf Tyndallisierungseffekten – das sind Lichtbrechungseffekte, die außer dem blauen Chalzedon z. B. auch den Blauquarz blau aussehen lassen.

Im Kupferchalzedon finden sich meist viele kleine Kupfernestchen oder kupferhaltige Schlieren und Überschattungen. Daher sieht jeder Trommelstein ein wenig anders aus.

Kupferchalzedone wirken sehr entspannend, auch sedierend und dämpfen Außeneinflüsse ab.

Chemische Formel: SiO_2, mit Kupfer (Cu), Kristallgitter: trigonal, Licht: Sonne, Quarz-Familie

PHYSISCHE WIRKUNGEN

Körperlich hilft er bei starkem Wetterwechsel, wenn Kreislauf oder Schweißdrüsen verrückt spielen. Zusammen mit dem Chrysokoll ist er angezeigt bei prämenstruellem Syndrom (PMS). Eine Leber‑

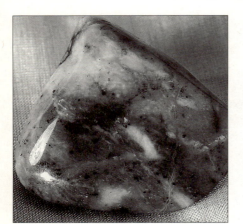

heilwirkung hat Kupferchalzedon verstärkt in Kombination mit Azurit-Malachiten, Schwefel und/oder Amazonit, direkt am rechten Rippenunterrand plaziert. Da er insgesamt ausgleichenden Einfluß hat, hebt er nicht-eitrigen Schnupfen auf, mildert Bauchspasmen und den Mittelschmerz während des Eisprunges sowie evtl. mit diesen beiden Leiden verbundene Blähungen.

PSYCHISCHE WIRKUNGEN

Die Abschirmeffekte des Kupferchalzedons beruhigen und geben dem Verwender Gelegenheit, einmal ungestört auf die Körperfunktionen und eigenen Bedürfnisse zu achten. Da alle Steine auf Körper, Seele *und* Geist wirken, kann sich auch und gerade der Kupferchalzedonverwender der wohlmeinenden, auf den Gefühlsanteil seiner Krankheit abzielenden Steinfrequenz nicht entziehen. Schließlich läßt man sich von venusischen, behutsam arbeitenden Steinen noch am ehesten etwas sagen, und dieser ist extrem venusisch geprägt.

Am deutlichsten zeigt sich dieser Planeteneffekt des Steines auf der Gefühlsebene. Der Kupferchalzedon scheint seinen Träger einfach zu »verstehen«, und das entlastet, setzt aber auch teilweise heftige Reaktionen frei, sprich: Man kann sich mit diesem Stein so richtig schön ausweinen.

Generell fördert er jedoch eher ein »In-sich-Gehen« und bringt Gefühlstiefe. Den Wasserhaushalt hält er so oder so unter Kontrolle: entweder, er erlaubt ein Ausweinen oder er hilft, daß man das Trinken nicht vergißt. Als ich meine Kupferchalzedone testete, ging ich automatisch regelmäßig in die Küche, um Tee aufzubrühen. Ausweinen durfte ich mich auch. Er scheint Körper, Seele und Geist in Form von Wasser eine Erfrischung zu ermöglichen.

Da man sich so schön verstanden fühlt von diesem Stein, wäre er bestimmt etwas für etwas schüchterne Kinder, die vielleicht auch mit dem Weinen oder mit unterdrückten Gefühlen ihre Probleme haben. Ich hatte beim Testen spontan den Einfall: Der ist bestimmt auch hilfreich, wenn man inkontinent ist, oder bei bettnässenden Kindern. Das müßte man einmal ausprobieren.

Probleme an der Prostata geht der Kupferchalzedon willig an. Er ist kein typischer Frauenstein, wie z. B. Mondstein oder Chrysokoll, mag im Legemuster diese beiden Steinsorten jedoch sehr.

MENTALE WIRKUNGEN

Mental hilft der Kupferchalzedon, Kritik hinnehmen und annehmen zu können. Das ist wieder typisch Venus, immer diplomatisch. Seelisch-geistig bringt der Stein einen längeren (Schönheits-?) Schlaf sowie eine längere Traumphase mit sich, in der die Tagesereignisse sehr rege verarbeitet werden. Diese bessere Bewältigung und Abarbeitung der Träume hält geistig wacher und fördert das Verstehen und Verständnis.

BALANCE UND TIEFE

MOOKAIT

AUSSEHEN

Opaker, rotbrauner oder rotgelber Stein, oft mit grünlichen, gelben oder beigen Flecken, Mustern und Streifungen.

Chemische Formel: SiO_2 mit Spuren von Eisen (Fe), Kristallgitter: trigonal, Licht: Sonne, Quarz-Familie

PHYSISCHE WIRKUNGEN

Die Heilfrequenzen des Mookaits sprechen in erster Linie die körperliche Ebene an. Sie nähren, wärmen und unterstützen die Energie des Milz/Pankreas-Meridians.

Die Milz ist für die Blutmauser (Abbau der überalterten roten Blutkörperchen, der Erythrozyten) verantwortlich und speichert Thrombozyten. Das sind die Blutplättchen, die bei der Blutgerinnung eine wichtige Rolle spielen. Sowohl bei Thromboseneigung, d. h. der Neigung zur Verklebung der Thrombozyten, wie auch bei Blutungsübeln, die sich z. B. in einer verlängerten Blutgerinnungszeit und Tendenz zu blauen Flecken schon beim kleinsten Anlaß bemerkbar machen, können Mookaite als Hosentaschensteine oder Donuts gute Linderung bringen. Auch bei ungewohntem längeren Sitzen (Überseeflüge) oder Stehen (typische Stehberufe) und postoperativ normalisieren und harmonisieren Mookaitfrequenzen den Blutfluß und die Gerinnungskaskade des Blutes.

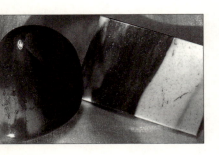

Verwenderinnen der »Pille« werden sicher gern einen Mookaitanhänger oder Donut tragen, denn hormonell wirkende Kontrazeptiva (Verhütungsmittel) zeigen als häufigen Nebeneffekt oft eine Veränderung der Blutviskosität und stehen in dem Ruf, Thrombosen auszulösen oder eine bestehende Thromboseneigung zu erhöhen. Wenn Ihr Hausarzt Ihnen blutverdünnendes Aspirin (z. B. zur Minimierung einer Infarktneigung) verordnet hat, können Mookaite bzw. ein Mookaitelixier diesen Effekt intensivieren. Berücksichtigen Sie hierbei, daß ein Erythrozyt von Haus aus ca. 120 Tage alt wird. Dann erst mustert die Milz den Veteranen aus. Tragen Sie daher den Stein lang genug auf der Haut bzw. setzen Sie gleich eine große Flasche Mookaitelixier an, sonst bringt's nur wenig. Des weiteren stärkt Mookait die Milz und wirkt Milzschwellungen (Splenomegalie) entgegen. Nach manchen viralen Infekten bleibt die Milz geschwollen. In diesen Fällen hilft eine lokale Auflage mit Mookaiten bis zur Größennormalisierung.

DER MILZENERGIE-VERWALTER

Mit gestärkten Milzenergien durch Mookaite bekommt man seltener sog. Seitenstechen. Wer anfängt, zu joggen, kennt dieses typischen Anfängerphänomen. Vorbeugend wirkt hier Mookaitelixier am effektivsten. Also gleich mit reinmischen in den morgendlichen Karottentrunk mit rohem Ei und viel Spaß beim Training!

Durch Anfachen der Milzenergien kann ein allgemeiner Mangel an Lebenswärme gemildert werden. Nährstoffe, vor allem Vitamin B 12 und Eisen, werden durch Tragen eines Mookait-Donuts besser verwertet und ausgewertet.

Auf seelisch-geistigem Gebiet regt Mookaitenergie allgemein an. Sie läßt regen Anteil an allem nehmen, was mit einem und um einen herum geschieht. Dadurch bekommt man alles mit, bleibt »am Ball« und gut informiert. Aus dem Angebot kann man sich nehmen, was man braucht – ohne Hast, denn der Mookait gibt seinem Verwender Zeit, um alles zu verdauen und flexibler als ohne ihn zu verarbeiten. Fazit: Mehr Informationsdichte, weniger Ärger. Das wird Ihre Milz lieben, denn sie mag keine Hetze, nichts Unverdauliches und kein kalt-rationales »Du mußt«.

MOQUI MARBLE

AUSSEHEN
Ein Moqui Marble kommt selten allein. Die undurchsichtigen, rötlichbraunen Knollen werden in der Regel als Paar, d.h. eine »männliche« Moqui-Kugel mit sich scharf abhebendem Äquator und ein kugelförmiges »Weibchen« ohne Äquatorgürtelzone, angeboten. Vom walnußgroßen Pärchen bis zu dicken Bowlingkugelformaten gibt es Moquis in allen Gewichtsklassen.

Chemische Formel: Mn-, Ti- und Pd-haltige, eisenreiche Gesteinsknollen, Kristallgitter: überwiegend trigonal, Licht: Sonne

WIRKUNGEN
Die Energie dieser Steine, egal ob solo, zu zweit oder zu dritt (ja, Bigamisten gibt's hier auch oft, und zwar bedingt durch den Mangel an »Männchen«), ist enorm hoch. Sie ist so groß wie bei manchen Meteoriten. Daher helfen Moquis auch so durchschlagend gegen körperliche Erschöpfung, Mut- und Schlaflosigkeit. Sie helfen, erfahrenes Leid endlich vergessen zu können.

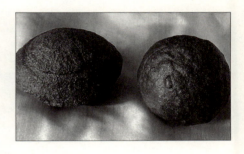

MEIN TREUER LIEBLING

Ein Moqui-Paar ist wie ein guter Trainer: Es baut auf, gibt Zuversicht, vertreibt die Sorgen, setzt verschüttete Lebenskräfte wieder frei und erhöht die Selbstachtung.

Leidiges Hinterhertrauern schminkt man sich schnell ab. Durch Moqui-Schwingung gewinnt man Sympathien und hat leichter Zugang zu den Leuten. Man wirkt einfach »gut drauf«.

Ich hatte von Moqui-Fans einige Rückmeldungen bezüglich kleiner Lotto- und Losgewinne. Wahrscheinlich lassen diese kleinen Sympathieträger ihren Besitzer spontan und mit »glücklicher Hand« Lose ziehen oder Tippscheinchen ausfüllen. Bei den Indianern galten diese Steine jedenfalls u.a. als Glücksbringer und sollten auch Negatives vertreiben. Das würde ich aus meiner Erfahrung nicht so bestätigen, aber gute Laune und Energie geben diese Steinchen wirklich prima ab.

Eine gute Übung für Abgeschlaffte: Legen Sie je einen Moqui Marble unter die Fußsohle. Ich lege das Männchen meist unter den rechten Fuß, aber es klappt auch umgekehrt. Nach 10 Minuten spürt man, wie sich eine Energiewelle durch den Körper ausbreitet, die beständig zunimmt. Wenn Sie vollkommen durchflutet sind, beenden Sie die Auflage sofort, denn die Wirkung hält den ganzen Abend an. 2 Zigaretten oder eine große Tasse Bohnenkaffee zum

Munterwerden haben Sie auf diese Weise gespart. Lunge und Nierchen werden's Ihnen danken! Wenn Ihnen mal nichts zum Verschenken einfällt, wie wär's mit einem Moqui oder Zirkon, die kann man immer brauchen.

NEPTUNIT

AUSSEHEN
Es handelt sich bei diesem opaken, dunkelbraun bis schwärzlich matten Mineral um ein Eisen(Fe)- und Titan(Ti)-haltiges Silikat. Neptunite werden selten angeboten. Im guten Fachhandel sind kleine Einender erhältlich.

Chemische Formel: $Na_2FeTi[Si_4O_{12}]$, Kristallgitter: monoklin, Licht: Sonne

WIRKUNGEN
Wozu kann man einen Neptunit gebrauchen? Die bräunliche Farbschwingung des Steins regeneriert die Körperzellen und fördert das physische Wohlbefinden. Ferner beruhigt dieses Mineral die Nerven und erdet sehr effektiv. Die geglückte Kombination von Eisen (= Power) und Titan (macht frei) fördert beim Neptunitträger einen gesunden Egoismus. Sie regt dazu an, die eigenen Bedürfnisse zu leben. Sollten diese Bedürfnisse durch allzu große Einengungen und übertriebene Rücksichtnahme auf andere mehr oder weniger gewohnheitsmäßig zurückgehalten worden sein, macht es der Titangehalt des Neptunits dem Träger leicht, sich gegen diese Beengungen und persönlichen Eingrenzungen zur Wehr zu setzen. Eisen und Titan hauen in diesem Mineral in eine Kerbe: Was einengt, muß weg.

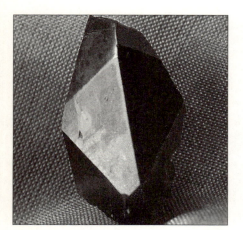

SEELISCH-GEISTIGE UND MENTALE WIRKUNGEN
Allgemein fördert der Neptunit Unabhängigkeitsbestrebungen auf jedem Gebiet. Sein Silikatanteil stabilisiert alle noch so zarten Bestrebungen in diese Richtung und bahnt Ihnen Ihren Weg noch weiter voran. Da Silikate prinzipiell ausgleichend wirken, wird die eigene Willensentfaltung beim Neptunitverwender nicht streng und erbarmungslos vorangetrieben,

sondern stets sanft und der Tagesform des Verwenders angepaßt, harmonisch gelenkt. Mit Neptunit kann man wirklich bei »Null« anfangen, d.h. so gut wie keine Eigenenergie besitzen, und nach längerem Tragen (ca. 3-4 Monate täglich) kommt dennoch etwas Konstruktives und Gescheites dabei heraus. Testen, testen!

PHYSISCHE WIRKUNGEN
Neben den eingangs erwähnten Wohlfühl- und Erdungseffekten wirkt Neptunitfrequenz ganz besonders günstig auf die Wirbelsäule ein. Lokal, als Auflagestein direkt auf die Wirbelsäule, ist er bei so ziemlich allen Beschwerden und Erkrankungen im Rückenbereich zu empfehlen. Besonders Fehlhaltungen und Bänderüberdehnungen, die auf Wirbelsäulen-Schäden basieren und entzündlich degenerative Prozesse im Wirbelsäulen-Bereich beeinflußt dieses Mineral positiv.

> **NEPTUNIT STÄRKT DEN RÜCKEN UND BESTÄRKT**

Bei Lendenwirbelsäulen-Beschwerden Neptunit-Einender in Bauchlage direkt auf dem Schmerzgebiet einsetzen, indem man mit der Mineralspitze auf die Schmerzzone zielt. In Rückenlage: Auf den Bereich des ersten Chakras (Wurzelchakra, Dammbereich) einen Neptunit auflegen, dazu roter Jaspis (kräftigend), Orangencalzit (nährend, als Bandscheibenfutter) und Heliotrop (milder Auraschutz, nährend, aufbauend). Links und rechts, gern auch oberhalb des Schmerzgebietes, legt man paravertebral (d.h. links und rechts entlang der Wirbelsäule) Bergkristallkugelketten oder alles an Trommelware und kleinen Spitzen, was im Haus ist. Am Folgetag (immer 20 Minuten) wiederholen, bis es (garantiert schnell!) weg ist.

Wenn der Patient nicht in Bauchlage, im Hohlkreuz, liegen kann oder sich nicht drehen kann, therapieren Sie eben nur in Rückenlage, mit einer kleinen Knierolle für den Patienten, damit das Kreuz durchhängt und der Abstand zwischen den Wirbeln etwas größer (und der Schmerz erträglicher) wird.

Wenn es Beschaffungsprobleme mit Neptuniten geben sollte: Man kann sie durch Apatit-Einender (billiger und öfter mal erhältlich) ersetzen, aber natürlich auch zusammen mit Apatiten und Girasol/Wasseropal einsetzen.

Bei nerval bedingten Rückenschmerzen wirkt übrigens auch der ebenfalls Titan-haltige Saphir besonders gut, wenn man ihn mit Neptunit kombiniert.

Wer Neptunit bei einer Heilsteinszenario-Sitzung wählt, hat gerade einen »Schlag ins Genick« erlitten und mit 90%iger Wahrscheinlichkeit schon massiv Wirbelsäulenprobleme gehabt – oder wird sie noch bekommen. Neptunite bewahren jedoch nach außen hin die Fassade, d.h. man ahnt meistens nicht, wie schlimm es um die Leute steht. Auch die Patienten selbst tun alles, um nach außen hin gesund zu erscheinen und unterschätzen meist, wie dramatisch ihre Situation schon ist.

PHENAKIT

AUSSEHEN

Hart (Mohshärte 8), durchsichtig klar, oft mit kleinen schwärzlichen Einschlußkörperchen und einer Naturendung, sieht der Phenakit einem gedrungenen Bergkristall (Mohshärte 7,5) sehr ähnlich. Er ist allerdings nicht nur etwas härter als Quarz, sondern auch dichter (Quarzdichte ca. 2,65; Phenakit = 3). Sein charakteristischster Massenbestandteil ist Beryllium (Be). Dieses Erdalkalimetall kommt ebenfalls bei allen Vertretern der Beryll-Familie (Aquamarin, Bixbit, Goshenit, Heliodor, Morganit, Smaragd, Worobjewit) sowie dem Chrysoberyll vor.

Wenn man es vereinfacht ausdrückt, läßt sich die Phenakit-Energie als eine Art Mittelding zwischen Quarz- und Beryllheilwirkung beschreiben. Ihrem Indikationsbereich merkt man diese Mittelstellung durchaus an, wobei Phenakit-Energie eindeutig am liebsten und am besten die Etage »Kopf« bedient. Bergkristall und die Vertreter der Beryll-Familie lassen sich im Gegensatz dazu vom ersten bis zum siebten Chakra gleich gern und gut einsetzen, Phenakit bedient jedoch speziell alles ab dem Kehlchakra aufwärts fantastisch gut.

Chemische Formel: $Be_2[SiO_4]$, Kristallgitter: trigonal, Licht: Sonne.

PHYSISCHE WIRKUNGEN

Phenakite helfen, wie auch die Bergkristalle, bei Allergien und Hautproblemen. Pollenallergiker, die durch Dauertragen von Aquamarin zu feinfühlig werden, können versuchsweise mal auf Phenakit umsteigen. Er ist wesentlich neutraler in seiner Wirkung und weniger atmosphärisch als ein Aquamarin.

Bei Schleimhautproblemen der Stirn-, Nasen- und Nebenhöhlen, egal, ob durch Erkältung, Durchzug oder Pollen verursacht, werden Sie Ihren Phenakit bald zu schätzen wissen. Sie müssen dann über Nacht Phenakit mit einem Pflaster auf die betroffene

DER NEBENHÖHLEN-SPEZIALIST

Gesichtsseite kleben; sind beide Nebenhöhlen verstopft: Pflaster am Dritten Auge fixieren.

Natürlich ist dieser Stein mit allen oben genannten Mineraliensorten bestens kombinierbar. Notfalls ersetzt er auch jeden beliebigen Vertreter der Beryll-Familie – außer dem Smaragd. Der läßt sich durch keinen anderen Stein ersetzen.

Bei Auflagen mit Bergkristall, speziell, wenn schwerpunktmäßig die oberen drei Chakrenversorgungsgebiete belegt werden, läßt sich jeder Bergkristall einmal probeweise durch weißen Saphir (Leukosaphir), Apophyllit (weiß) oder eben Phenakite ersetzen. Diese Empfehlung gilt allerdings eher für Heilsteinverwender, die Steinauflagen über viele Jahre gewöhnt sind. Als Anfänger bemerkt man die subtile Verstärkung kaum.

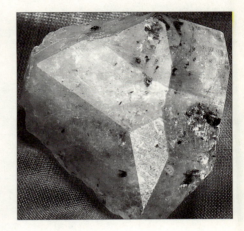

Generell sind Beryllium-haltige Steine sehr anwenderfreundlich. Sie verursachen bei Großlegemustern so gut wie nie Kopfweh oder sonstige Unannehmlichkeiten.

MENTALE UND SPIRITUELLE WIRKUNGEN

Wie bereits erwähnt, ist Phenakit ein Stein für den Kopf. Das zeigt er auch bei seinen mentalen und spirituellen Effekten. Phenakite klären den Verstand, machen weitsichtig und verständig. Sie verhelfen zur nötigen Übersicht und Einsicht. Ihre konstruktive, ruhige, Spannung aus einer Situation nehmende Schwingung bringt langfristig einen beständigen, stabilisierenden Fluß in die Aura und erschwert die Bildung von Blockaden und Disharmonie-Nestern im Lichtkörper.

Wer sich zum Phenakit hingezogen fühlt, ist eigentlich ein beneidenswerter Mensch. Das stelle ich jedenfalls bei meinen Steinberatungen bei Klienten immer wieder fest.

Wer Phenakite mag, ist mit sich und der Welt im Reinen und legt auch Wert darauf, daß dies so bleibt. Und weil dieser Zustand so selten vorkommt, arbeite ich mit Phenakiten hauptsächlich wegen ihres körperlichen Indikationsgebietes.

PORCELLANIT
Augenporcellanit

AUSSEHEN
Opake, hellgraue bis dunkelgraue Trommelsteine, oft mit reichhaltigen runden, dunklen Einschlüssen (»Augen«) versehen. Daher bezeichnen viele Händler diesen relativ neu auf dem Markt befindlichen Heilstein auch als Augenporcellanit. Sein Herkunftsland ist Tschechien.

Porcellanite geben eine relativ ruhige, unspektakuläre, beständige Heilenergie ab. Diese besitzt eine milde Körperschutzwirkung, ähnlich wie beim Amazonit und Porphyrit. Auf der Haut und den Schleimhäuten zeigt sie am besten, was sie kann.

Chemische Formel: $Al_4\,[(OH)_8/Si_4O_{10}]$ mit Eisen (Fe)-haltigen Beimischungen, Kristallgitter: trigonal, Licht: Mond

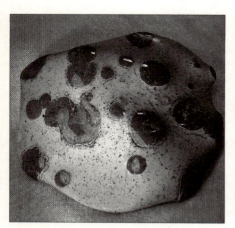

HAUT WIE PORZELLAN

PHYSISCHE WIRKUNGEN
Porcellanit wirkt vitalisierend. Er schont die Nerven und hilft seinem Träger, sich besser gegen alles abzugrenzen. Auch die Haut bildet eine Grenze. Sie dient dem Körper als schützende Hülle. Gleichzeitig ist sie aber auch Kontakt- und Austauschfläche. Porcellanit hilft bei allen Hautproblemen, die ihre Mit- oder Hauptursache in Konflikten wegen zu wenig Abgrenzung haben (Inselsignatur der »Augen« im Stein). Hierzu gehören z.B. Juckreiz, juckende Ekzeme (feucht oder rotschuppend) sowie allergisch bedingte Kontaktekzeme, aber auch die typisch jugendliche (vor allem männliche) Problemhaut, die meist fett und unrein erscheint. Grobporige Haut wirkt ebenmäßiger, wenn man Gesichtsmasken (vor allem jene, in denen Tonerde enthalten ist) mit Porcellanitelixier anrührt oder die Steine einfach mit in die dick aufgetragene Maske eindrückt.

Bei Hautproblemen aller Art, vor allem, wenn der Verwender »dünnhäutig« zu reagieren pflegt, lassen sich Porcellanite gut mit geringeltem Achat, der ebenfalls ein Körperschutzstein ist, kombinieren. Bei geschwollener, gedunsen wirkender Haut hilft (wenn die Ursache die Nieren sind) Jade (alle Farben) mit Porcellaniten. Ansonsten mit Prasem, Bergkristall und/oder grünem Aventurin arbeiten und bei juckenden Effloreszenzen noch blauen Aventurin, Lapislazuli, Zinkblende oder Sodalith mit einsetzen. Bei Aknehaut ist der Amethyst ein guter Kombinationsstein, bei Kontaktekzemen eher die Zinkblende oder Schwefel.

Chronisch zu niedriger Blutdruck oder ständiges Erschöpfungsgefühl können stumme Hilferufe eines überstrapazierten Nervenkostüms sein. Hier schaffen Porcellanithosentaschensteine Abhilfe. Zusätzlich würde ich aber noch das Tragen einer Kugelkette aus Rubinen, Hämatiten, Jaspisen oder Tigereisen empfehlen. Wie bereits erwähnt, ist die Heilfrequenz des Körperschutzsteines Porcellanit sehr ruhig und verhalten. Sie ist nicht in der Lage, viele Rotenergien (Vitalenergie) in die Aura einzuspeisen.

MENTALE WIRKUNGEN
Porcellanit regt Unabhängigkeitsbestrebungen an und fördert die Eigeninitiative. Er hilft, sich auf die eigenen Kräfte zu besinnen. Ausbauen und erhalten läßt sich dieser Effekt durch das Tragen von marsischen Steinen (z.B. Hämatit, rote Koralle, Silex, Tigereisen, roter Chalzedon).

GEISTIGE WIRKUNGEN
Geistige Verarbeitungsprozesse werden durch Porcellanitenergie gefördert. Er hilft dabei, Wichtiges von Unwichtigem zu unterscheiden. Er erhöht das eigene, innere Gefühl der geistigen Unabhängigkeit.

PREHNIT

AUSSEHEN
Prehnite gibt es meist als schwach durchscheinende, gemaserte, weißlich bis grün getönte Trommelsteine zu kaufen. Manche haben kleine schwärzliche Flecken. Die Steinaura leuchtet intensiv grün.

Chemische Formel: $Ca\ Al_2\ [(OH)_2/Si_3O_{10}]$, Kristallgitter: rhombisch, Licht: Mond

WIRKUNGEN
Beim Prehnit sind körperliche und geistige Heileffekte ineinander verwoben und schwer zu trennen. Sowohl körperlich als auch geistig wirkt Prehnit-Energie erfrischend, aber dennoch beruhigend und besänftigend. Die eher kühle, unauffällig und subtil fließende

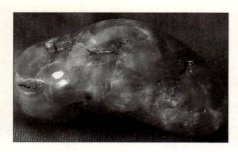

PREHNIT WECKT DIE LEBENSGEISTER

Energie erinnert an die Effekte eines Kräuterduschbades im Hochsommer: Danach fühlt man sich belebt und hat Lust, noch irgendetwas zu unternehmen. Die Steinfrequenz wirkt auf dieselbe Art und Weise auch geistig animierend und erfrischend.

Prehnit weckt sanft die Lebensgeister, regt Körper und Geist an. Prehnitverwender (Hosentaschenstein) setzen sich mit dem, was ist, und mit dem, was sein soll, recht bald konstruktiv auseinander. Auf diese Weise sammelt sich nicht beständig Unerledigtes an. Es wird auch weniger vor sich her geschoben. Die berühmt-berüchtigte Maniana-Taktik hat keine Chance.

Egal, ob Erfreuliches oder Unerfreuliches auf Erledigung drängt, unter Prehniteinfluß hat man schneller »den Plan« und reagiert. Menschen, die einen gewissen Mangel an Spontaneität zeigen, werden durch Prehnite ermutigt, befreiter zu agieren und diese Seite in sich gewinnbringend, im Sinne einer inneren Bereicherung, zu nutzen. Überhaupt – wer sich darüber klar ist, daß er gemeinhin als kopflastig und überrational eingestuft wird, der sollte sich mal zwecks Erkenntnisförderung mit Prehnitelixier päppeln. Die Kollegen werden's Ihnen danken.

PHYSISCHE WIRKUNGEN

Der Basen-betonte Prehnit wirkt entsäuernd, entgiftend und gleicht das Säure-Basen-Gleichgewicht langfristig aus. Er schützt Körper und Gemüt vor Verschlackung. Daher ist Prehnit ein prima Ergänzungsstein z.B. zum Magnesit (Körperentgiftung) oder Sonnenstein (gegen ein vergälltes Gemüt). Mit Türkisketten wirkt er auf der körperlichen Ebene noch intensiver entsäuernd – gut bei Rheuma und harnsaurer Diathese. Bei Grießbildungen in der Niere, die auf einer insgesamt sauren, insuffizienten Stoffwechselleistung oder energetischen Nierenschwäche beruhen, wirken Lokalauflagen von Prehnit und Malachit (über Wochen täglich 20 Minuten). Gerade der milde, mondisch-sanfte Prehnit hält die etwas heftige Malachitenergie unter Kontrolle und verhindert eventuelle heftige Erstreaktionen.

Überhaupt ist Prehnitenergie eine jener subtilen, magnetisch-lunar auf Lymphe, Wasser und Gefühle wirkenden Frequenzen, mit denen man fast jedes Körperauflagemuster ergänzen kann, bei dem die Themen Entgiftung und Gefühlsfluß eine Rolle spielen. Leider werden Prehnite bis dato nur sehr selten zu Schmuck verarbeitet.

PURPURIT

AUSSEHEN

Purpurit ist unifarben lila, opak und hat einen intensiven Glanz. Vor ein paar Jahren habe ich noch keine zu sehen bekommen. Auf einmal tauchten letztes Jahr auf allen Messen Trommelsteine und Cabochons auf, die weg gingen wie warme Semmeln. Info-Zettel mit allen möglichen Steinwirkungen wurden meist gleich beim Steinkauf mitverteilt, wobei diese angeblichen Wirkungen, je nach Händler, durchaus unterschiedlich ausfielen. Es kam mir der Verdacht, daß manche Infos sehr darauf abzielten, Ersatz für den immer knapper werdenden Sugilith zu verschaffen.

Chemische Formel: $(Mn_{3}+, Fe_{3}+) [PO_{4}] -$, Kristallgitter: rhombisch, Licht: Sonne

WIRKUNGEN

Der Purpurit ist ohne Zweifel ein Heilstein. Seine Frequenz kann man aber meines Erachtens nicht mit der Sugilithenergie gleichsetzen. Das hieße, dem Purpurit Unrecht tun. Gemeinsamkeiten zwischen den beiden sind schnell aufgezählt: Sie erleichtern aufgrund der hohen Steinfrequenz den Zugang zu hochschwingenden Energiefeldern, und sie sind gute Meditationshilfen.

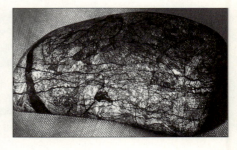

Der Energiefluß des Purpurits ist aber ganz anders als der des Sugiliths: herrlich pulsierend, warm und sehr flächig. Er erzeugt keinen schnellen Lift-Effekt, sondern die Energie blubbert aus diesem Stein wie Schlammwasser aus einem Geysir. Purpurit-Energien spürt man noch etwas Irdisches, Erdiges an. Sugilith-Energie erinnert mich dagegen eher an diese Voyager-Sonde: immer weiter von der Erde weg und hochspeziell ausgerüstet.

Dennoch, ein erdender Stein ist der Purpurit nicht. Er zeigte so gut wie keine physischen Heileffekte. Sein Spezialgebiet sind Seele und Geist. So hilft er bei starker einseitiger, geistiger Beanspruchung. Insbesondere, wenn daraus Erschöpfung, Selbstzweifel, Versagensangst oder Schuldgefühle resultieren.

Bei depressiven Verstimmungen und depressionsbedingten Einschlafstörungen kann man ihn, zusammen mit einem anderen Phosphatstein, dem Brasilianit, unters Kopfkissen legen oder zum eigentlichen Einschlafzeitpunkt als Entspannungshilfe oder Meditationsobjekt einsetzen.

DER ENERGIE-GEYSIR

Die gute Eignung des Purpurits als Meditationsstein basiert u. a. sicherlich auch auf seinem Filtereffekt. Er schottet von manchen Dingen komplett ab und setzt gleichzeitig Verborgeneres, im Unbewußten Festsitzendes frei. Auf diese Weise schirmt er vor Irritationen ab – man behält »sein« Ziel besser vor Augen. Dies wiederum macht zielstrebiger.

Mich hat es überdies auch aufnahmefähiger gemacht, aber das könnte auch auf den allgemeinen Phosphateffekt zurückzuführen sein: Diese Steine setzen bei Bedarf noch eine Extraportion Energie »vom Eingemachten« frei. Die warme Purpuritenergie läßt sämtliche privaten oder spirituellen Ambitionen sehr »hoch hinaus« fliegen. Das hat mich sehr beeindruckt. Man wird auf absolut angstfreie Weise positiv motiviert. Solch ein behutsames, aber kraftvolles »Nach-vorn-Loben« kenne ich ansatzweise nur vom Ametrin und vom Analzim-Katzenauge. Während diese beiden, vereinfacht gesagt, die Botschaft abstrahlen: »Du bist auf dem Weg, Du wirst beschützt«, pulsiert es aus dem Purpurit: »Es gibt nur eine große, innere Quelle; alles im Zustand des Seins äußert sich verheißungsvoll und lebensbejahend.«

Der Filtereffekt des Purpurits läßt nur Wesentliches zu. Frustquellen, die seinen Verwender quälen, ihn vom reinen Seinszustand abtrennen, werden ausgeblendet. Daher würde ich fast davor warnen, nur mit Purpuriten zu meditieren, wenn sehr viele ungelöste Probleme nach Lösung rufen; die Gefahr, ihn als Fluchtsteinchen einzusetzen, wäre dann sehr stark gegeben.

(Ab-)Geklärten Gemütern und Ausübern von Dharanaübungen würde ich auf jeden Fall dieses schicke, neue Steinchen schenken.

QUARZ-KATZENAUGE

AUSSEHEN

Quarz-Katzenaugen werden meist als kleine, opake Cabochons in folgenden Farbtönen angeboten: trübgraue mit silberweißem, chayotierendem Querstreifen (»Katzenauge«); bräunlichbeiger Stein mit gelbem, chayotierendem Schillerstreifen; selten auch in anderen Farbkombinationen. Der Chayotstreifeneffekt entsteht durch Einlagerungen von Hornblende.

Chemische Formel: SiO_2, Kristallgitter: trigonal, Licht: Sonne, Quarz-Familie

WIRKUNGEN

Laut Harish Johari (1993, Die sanfte Kraft der Edlen Steine) sollen Quarz-Katzenaugen gut für Menschen sein, die spirituelle Ziele verfolgen, sowie für Tantriker und Heiler. Aus diesen Gründen ließ ich mir von ihm einen hellgrauen Katzenaugenring aus Indien zusenden, der nach Maß für mich angefertigt worden ist. Seit ich ihn trage, habe ich eigentlich immer genug Geld für mich und Glück in Geschäftsangelegenheiten. Das sind nicht unbedingt die spirituellsten Ziele, aber es ist mir natürlich sehr recht.

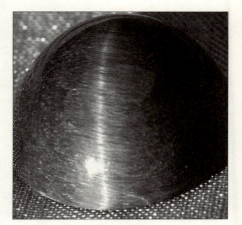

Quarz-Katzenaugen verstärken tatsächlich (bereits vorhandene!) mediale Kräfte. Sie helfen dabei, in Ritualen Visionen klarer und detailreicher zu erkennen. Heiler, die die Prana-, Reiki- bzw. Od-Kraft über die Hände in die Patientenaura übertragen, werden es zu schätzen wissen, daß mittels Quarz-Katzenaugenringen die Handnebenchakren sehr stark stimuliert werden und sich extrem weit öffnen können. Energiestrom und Heilenergiedurchsatz durch die Patientenaura laufen durch Katzenaugen sehr viel gleichmäßiger und beständiger. Dies ist besonders bei ängstlichen und nervösen, blockierten Patienten für diese Art von Energiearbeit sehr förderlich – und weniger anstrengend für den Behandler. Besonders einen gewissen Patiententyp, der förmlich Energie aus dem Behandler »zieht« und ruckartig in großen Happen verschlingen will, bekommt man mit Hilfe des Quarz-Katzenauges besser in den Griff.

SEELISCH-GEISTIGE UND MENTALE WIRKUNGEN

Spirituelle Übungen, Praktiken und Anweisungen zur Geistesschulung und Steigerung der Medialität fallen dem Schüler durch Tragen eines Quarz-Katzenauges viel leichter.

Entgegen anderen Behauptungen sind Katzenaugen als Schutzsteine meines Erachtens ungeeignet.

Kristallschau und mediale Experimente, Meditationen mit Meteoriten oder Sugilith werden durch Auflagen mit Quarz-Katzenaugen intensiviert. Eintretende Visionen sind sehr viel prägnanter. In negativ besetzten Häusern spürt man die Quellen oder die Ursache(n) für einströmende Negativenergien mit Katzenaugen oft schneller auf, jedoch nicht unbedingt präziser. Wenn man öfter mal größere Gebäudekomplexe oder Grundstücke abgehen muß, weiß man dies zu schätzen!

WÄRMT DEN KÖRPER WIE EIN KATZENFELL

PHYSISCHE WIRKUNGEN

Das Quarz-Katzenauge wärmt den hageren Menschentyp auf, der immer friert und meist auch unter einem Mangel an Lebenswärme leidet. Seine warme, rote Aura hilft gegen ständiges Frösteln und Zuggefühl am Hals und mindert das Kälteempfinden bei dauerhaftem Tragen dieses Steins.

Heilsteinauflagen im Gesichtsbereich mit Quarzen und Beryllen, z.B. gegen gerötete Augen, Kiefergelenkschmerzen, Sonnenbrand oder Ohrenweh, wirken durch das Mitauflegen von Katzenaugen (egal, ob Turmalin-, Beryll-, Quarz- oder Analcim-Katzenaugen) viel kraftvoller. Die Symptome klingen so schneller ab.

Hautleidende sollten das Quarz-Katzenauge als Anhänger oder Ring tragen. Am besten mit Lapislazuli zusammen oder als Körperauflage lokal mit Zinkblende, Schwefel, Lapislazuli testen. Rheumakranke können das Quarz-Katzenauge mit einer Bernsteinkette oder einem Magnesit-Donut kombinieren.

SARDONYX

weiß-rot-schwarz

AUSSEHEN

Meist erhältlich als opaker Trommelstein mit weißer und roter Bänderung oder Fleckmustern auf schwarzem Grund.

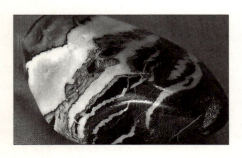

Wirkungen: Diese Onyxvarietät zeigt ganz andere physische Heilwirkungen als die rein schwarzen und schwarz-weißen Vertreter dieser Steinsorte. Sardonyxschwingung hilft bei schwächlicher Konstitution, speziell bei Neigung zu Bronchitis. Sie ist in der Lage, Bronchialinfekte, die sich zu manifestieren beginnen, aufzulösen. Während laufender Entgiftungskuren über den Darm (Kolon-Hydro-Therapie) unterstützt sie die Ausleitung der Schlakken.

Chemische Formel: SiO_2, mit Eisen(Fe)-Beimischungen, Kristallgitter: trigonal, Licht: Sonne, Quarz-Familie

MENTALE WIRKUNGEN

Der dreifarbige Sardonyx spielt gerne die Rolle des »objektiven Ratgebers«. Auf diese Weise leistet er viel streitschlichtende Arbeit. Er vermittelt auch die Einsicht, daß man rechtzeitig Vorsorge und Fürsorge für sich und andere treffen sollte – nicht nur bei Streitigkeiten, sondern auch bei der Gesundheitsvorsorge.

SEELISCH-GEISTIGE WIRKUNGEN

Dieser Stein vermittelt das Gefühl, für andere da sein zu können, ohne seelisch unter dem Gefühl zu leiden, man werde vielleicht doch nur wieder ausgenützt. Insofern helfen Sardonyxe gegen tiefsitzendes Mißtrauen. Unter dem Einfluß dieser Steinfrequenz ist man in der Lage, sich für sich und andere tatkräfig einzusetzen, ohne sich verpflichtet, ausgelaugt oder ausgenutzt zu fühlen.

MAN HILFT SICH AUS

Meiner Meinung nach ist dieser Sardonyx eine echte Hilfe für alle Leute, die ihre Probleme damit haben, »einfach so« Hilfe anzubieten oder sie auch unbefangen in Anspruch zu nehmen. Meist ist es, weil sie sich nicht aufdrängen wollen oder generell sehr schüchtern sind. Der dreifarbige Sardonyx hebt den Eigenwert. Es stärkt das Selbstwertgefühl enorm, wenn man sieht, daß die Leistungen, Ratschläge und Geschenke, die man anderen schüchtern offeriert, gern und dankbar angenommen und umgesetzt werden. Um diese positive Erfahrung sollte man sich nicht bringen lassen. Sardonyxschwingung vermittelt das Gefühl: Kein Problem, ich helfe gern.

SCHWARZE LAVA
Basalt

AUSSEHEN

Pluto, der Herr über die Vulkane, empfiehlt sich mit seiner schwarzen, opaken Hausmarke, dem Basalt. Oft wirken größere Brocken etwas pockennarbig rauh an der Oberfläche; die Steine können aber auch außen glatt oder grobkörnig aussehen. Als Herrscher über das Sternzeichen Skorpion unterstehen dem Pluto Geschlechtsorgane, Blase und die Region Leisten/Oberschenkel. Dieser normalerweise gut durchblutete bzw. blutreiche Bezirk liegt im Einzugsgebiet des Wurzelchakras (1. Chakra). Immer verfroren und als Sternzeichen »Skorpion«? Na, dann nichts wie ran an die heiße Lava!

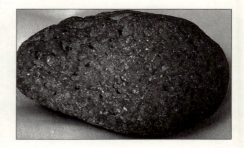

Chemische Formel: $nNa[AlSi_3O_8] + nCa[Al_2Si_2O_8]$ mit SiO_2 (Quarz), Kristallgitter: triklin, Licht: Mond

HEISS WIE LAVA

WIRKUNGEN

Es dürfen sich aber nicht nur »Skorpione« mit kalten Händen und Füßen auf diese Steinchen freuen; sie bedienen alle Sternzeichen mit ihrer wärmenden, durchblutenden, deblockierenden Wirkung. Angenehm und krankheitsverkürzend wirkt dieser Basalteffekt vor allem bei Blasenleiden wie Cystitis (Blasenentzündung). Bei zu schwacher Periodenblutung, verzögerter oder ausbleibender Monatsblutung oder stark unregelmäßigem Blutfluß reguliert die schwarze Lava.

Sie facht auch die Durchblutung von Prostata, Hoden, Uterus und Eierstöcken an und wirkt somit stimulierend auf die Hormonproduktion. Genug Hormone und Hitze im Blut wirken alles andere als lusthemmend. Pluto treibt, macht Dampf, facht nicht nur seine Vulkane an und läßt ab und zu mal einen kleinen Vulkanausbruch zu. Über Risiken und Nebenwirkungen der schwarzen Lava sind Sie nun bestens in Kenntnis gesetzt worden. So mancher liebt seine Lava als »Hot Lover« gerade deshalb.

PSYCHISCHE WIRKUNGEN

Lava enthemmt und hat sich als Flirthilfe bewährt. Sie macht ein wenig aggressiver, erleichtert das Aufeinander-Zugehen, erhöht die persönliche und erotische Ausstrahlung. Man kann Lava probeweise mal auf Visitenkarten legen, die man später zu verteilen gedenkt. *Die* werden gelesen. Lava verleiht Entschlossenheit. Ob in Liebesangelegenheiten, bei der Durchsetzung von Zielen und Lebensvorhaben oder auch nur bei Einkäufen. Man sieht etwas, entscheidet spontan: brauchbar oder nicht?, greift zu – oder läßt es bleiben.

Manchmal ist es nicht schlecht, unmittelbar »aus dem Bauch heraus« zu handeln oder alles auf eine Karte zu setzen. Wer dazu neigt, sich zu verzetteln oder allzuviel hin und her zu überlegen, ist mit schwarzer Lava gut bedient.

Langfristig baut dieser Stein ein (vor allem durch Mißgeschicke in Liebesangelegenheiten) lädiertes Ego wieder auf.

SKAPOLITH

AUSSEHEN

Der gelblich weiße, leicht opake Skapolith entsteht in der Natur aus einer Mischkristallreihe von Marialith und Mejonit. Auf den ersten Blick könnte man ihn für ein Stück Selenit oder weißen Turmalin halten. Vom Skapolith geht ein überraschend starkes, leicht saugendes und doch energiespendendes Kraftfeld aus. Es ist nicht so saugend wie etwa die Selenitfrequenz und viel beständiger sowie weniger flüchtig als die des Turmalins.

Der Karbonat- und der Aluminiumsilikatanteil des Steines, die beide ausgleichend wirken, balancieren die energiesaugenden Sulfateffekte und die körperstärkenden Chloreinflüsse des Skapoliths wunderbar harmonisch aus.

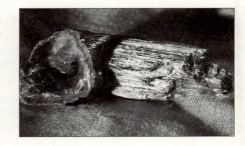

Die Aurafarbe dieses Steines war für mich eine Überraschung: mangofarben mit orange. Das hätte ich diesem grobstofflich gesehen eher unauffälligen Mineral gar nicht zugetraut. Der Skapolith ist hervorragend dazu geeignet, Disharmoniester in der Aura zu behandeln. Durch Abtasten des Lichtkörpers mit den Händen (oder Auspendeln bzw. Aurasehen) lassen sie sich schnell lokalisieren: Nehmen Sie einen Skapolithkristall in die Hand und bestreichen Sie die Aura von unten nach oben im Abstand von wenigen Zentimetern. In gestörten Gebieten »fällt« der Kristall fast auf die Haut; er sinkt förmlich ein. Hier zirkeln Sie, am besten mit kleinen Rechtskreisen, das Störfeld ab. Einige Male wiederholen.

Chemische Formel: $Na_8[(Cl_2,SO_4,CO_3)/(AlSi_3O_8)_6]$ mit $Ca_8[(Cl_2,SO_4,CO_3)_2/(Al_2Si_2O_8)_6]$ + F,OH, Kristallgitter: tetragonal, Licht: Sonne

PHYSISCHE WIRKUNGEN

Skapolith kann sehr gut bei Genesenden (Rekonvaleszenten) aufgelegt werden (Lokalauflage). Oder bei allen Personen, bei denen einschneidende Energieveränderungen im feinstofflichen Energiefluß unmittelbar bevorstehen (Narkose, Geburt, Wettkämpfe u.ä.). Passende Kombinationssteine sind Bergkristall, Amazonit, Porphyrit und verkieseltes Holz, aufgelegt an den Fußnebenchakren und der Leistenregion.

MENTALE WIRKUNGEN

Der Fluorit- und Chlorgehalt des Skapoliths vermittelt Freiheits-

WEG MIT DEM BRETT VOR DEM KOPF!

gefühle, Unverkrampftheit und nimmt einem »das Brett vor'm Kopf« weg. Man bemerkt auf einmal, *was* sich verändert hat – und wie man reagieren muß.

GEISTIGE WIRKUNGEN
Zur Ein- und Umstimmung nach Rebirthing, Meditationen, Lichtarbeiten, Ritualen und Initiationen, also nachdem einschneidende Veränderungen im Lichtkörper stattgefunden haben, kann man Skapolithe aufs Dritte Auge oder das Solarplexus-Chakra auflegen.

SPINELL

AUSSEHEN
Oft ziemlich kleine, trübe rote Spinell-Einzelkriställchen, relativ spitz ausgezogen und mittelrot schimmernd, oder dicke, dunkelbraun bis schwarze große Kristalle, z.B. aus Madagaskar. Der wunderschöne Glanz und die hohe Leuchtkraft, die diese Mineraliensorte entwickeln kann, zeigt sich am deutlichsten an zu Splitter-

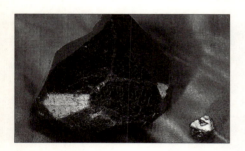

oder Kugelketten verarbeiteten Spinellen oder an beschliffenen Einzelstücken, die zum Karatpreis gehandelt werden. Selbst die zarteste Spinellsplitterkette, die nur aus winzigen Bruchstückchen (daher auch bezahlbar) besteht, strahlt intensiv rot und klar, mindestens den Rubinen ebenbürtig.

Die Steinaura strahlt hellrot, wirkt meines Erachtens überraschend kühl und ist bei gereinigten und programmierten Spinellen sehr groß: Man spürt den »Vorher-Nachher«-Effekt, also ob gereinigt wurde oder nicht, gerade bei dieser Mineralienart besonders deutlich. Schon kleine Exemplare oder Kurzketten, mit denen man auch Körperauflagen praktizieren kann, reichen völlig aus, um die Aura binnen kürzester Zeit mit Spinell-Energien aufzufüllen.

Rote Spinelle haben einen Stich pink in der Aura. Die Frequenzen werden strahlförmig (spinnennetzartig) in den Lichtkörper eingegeben und reichen, wie erwähnt, enorm weit. Es sind keine weichen, spiralig sanft zirkulierenden Energien, die abgestrahlt werden. Spinelle bauen, Netzen gleich, von einem Punkt, meist ist das ihr Auflageort, Komplexe. Kleine pinkfarbene Lichteinheiten, die auf immer breiter werdender Front strahlförmig in die Aura vorrücken. Dieser Anblick allein ist schon ein ästhetischer Genuß, ganz zu schweigen vom schönen Aussehen des Minerals selber. Trägt man also eine Spinellkette um den Hals, spürt man auch recht bald dieses Energiegefühl genau am Hals. Es hält sich lange, auch, wenn die Kette ausgezogen wird, und streicht abwärts über Schultern, Arme und Hände.

In diesem Stadium bleibt die Energie anfangs meist stecken, oft wochenlang. Sie treibt, immer breiter werdend, feine Strahlen und Muster in benachbarte Aurabezirke vor. Der stark eisenhaltige sog. schwarze Spinell vermittelt diese Energieeffekte noch intensiver und schneller als die roten.

Spinell-Energie heizt nicht stark, wie wir es z.B. vom Rubin oder der Schwarzen Lava her kennen. Das liegt an dem relativ hohen Blauanteil in der pinkroten Steinaura. Dieses Blau dämpft die lodernde, züngelnde Energie der Farbe Rot und macht die Spinell-Energie eher strahlförmiger (»spinnennetzartig«).

Chemische Formel: $MgAl_2O_4$, Kristallgitter: kubisch, Licht: Sonne

PHYSISCHE WIRKUNGEN

Alle Schilddrüsenprobleme sowie Entzündungen im Halsbereich werden durch alle Spinellarten günstig beeinflußt. Auch nach anhaltendem, hartnäckigem Entzündungsgeschehen, insbesondere, wenn es mit Übersäuerungszeichen einhergeht bzw. einhergegangen ist, helfen Spinellketten. Es spielt keine Rolle, *wo* der Entzündungsherd gesessen hat – im Spinellnetz verfängt sich jede schädliche Energie und wird zerlegt. Spinellketten sind daher ganz besonders zu empfehlen, wenn Sie wissen, daß ein Entzündungsherd eventuell gestreut haben könnte. Das ist bei bakteriell bedingten Zahnentzündungen, bei denen die Bakterien im Filterorgan Niere irgendwann einmal hängengeblieben sind und sich dort weitervermehren, oder bei diffusen Entzündungsherden im Magen-Darm-Trakt leider eine häufige Begleitproblematik.

Auch bei häufig aszendierenden (aufsteigenden), rezidivierenden Harnwegsinfekten mit diffuser Mischflora hilft das Tragen von Spinell- und Jadeketten sehr.

Bei Kollapsneigung und Schwindelgefühl ist der Spinell ein echter Geheimtip. Ganz besonders heiß zu empfehlen, wenn noch zusätzlich Magnesiummangel und/oder eine Neigung zu Gefäßkrämpfen (sog. vegetative Dysregulation) vorliegen!

Die Sauerstoffauswertung wird durch Spinellkettentragen erhöht. Da freut sich der Raucher, aber auch alle, die schon mal unter Kurzatmigkeit, Zyanose, Lippenblässe oder Emphysemen gelit-

SPINELL STRAHLT WEIT UND WIRKT SCHNELL

ten haben. All diese Tips verstehen sich nicht als Aufforderung, vom Arzt verordnete Antibiotika, Herz- und Asthmamittel eigenmächtig abzusetzen. Spinelle beschleunigen jedoch bei allen erwähnten Leiden die Ausheilung bzw. intensivieren Linderungseffekte.

Wem bis jetzt noch kein Stein bei Beschwerden, die auf verschlissenen Halswirbeln und Kopfweh durch Verschleißsymptome beruhen, geholfen hat, dem darf ich zu Spinellen raten.

STERNDIOPSID

AUSSEHEN
Durch Eisen dunkel gefärbter, fast schwarzer Stein mit schimmerndem, chayotierendem silbrigem Längsstrich, der je nach Lichteinfall durch ein oder mehrere schräge Querlinien durchkreuzt wird. Das Phänomen erinnert an die Sternbildungen im Sternrubin oder -saphir. Diese sogenannten »asterischen Diopside« stammen meist aus Indien und werden manchmal fälschlicherweise als Sternsaphire angeboten.

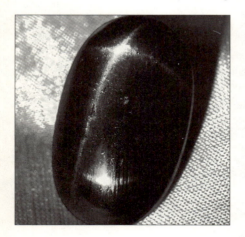

Bei Heilauflagen sollte man die Mondphasenabhängigkeit des Sterndiopsides berücksichtigen. Er wirkt natürlich immer, am besten jedoch in der Phase des zunehmenden Mondes zwischen Halb- und Vollmond. Daher ist er ein glücklich gewählter Heilstein für Leute, die ebenfalls mondfühlig reagieren. Verstärken läßt sich dieser Effekt mit Mondsteinen und Amethysten, abschwächen mit Saphiren und Bergkristallen (= »Yang«-Steinen).

Chemische Formel: CaMg [Si_2O_6], Kristallgitter: monoklin, Licht: Sonne

PHYSISCHE WIRKUNGEN
Auf physischer Ebene hat der Sterndiopsid beruhigende und entstressende Heilwirkungen. Er verleiht Zuversicht und die Fähigkeit, sich besser zu erden, indem er die unteren Chakren (Lokalauflagen aufs erste Chakra, Leisten, Beine) miteinschließt. Sein tiefes Dunkel rührt keine Ängste auf, wie es beim Axinit schon mal der Fall ist, sondern sorgt für Substanz und Stabilität sowie soliden Energiefluß.

Spuren von Titan, die in diesem Heilstein, ebenso wie im Saphir enthalten sind, helfen gegen Schmerzen, besonders krampfartige (Saphir eher gegen frischen, hellen Neuralschmerz). Daher ist Sterndiopsid gut mit Steinen kombinierbar, die bei Durchfällen, Nierenkoliken oder Blasentenesmen aufgelegt werden. Er ist einer der wenigen Steine, die prompt diuretisch wirken (Erhöhung der auszuscheidenden Harnmenge), besonders bei Blasen/Nierenleiden.

Zur Auflage, z.B. auf die Nieren, eignen sich (lokal): Jade/Jadeit, Nephrit, Sterndiopsid, Citrin und Malachit und/oder Indigolith.

Bei Cystitis: Sterndipsid mit gelber Jade (akut) oder gelbem Jaspis (Kalaharijaspis), Leopardenfelljaspis (chronisch), mit Indigolith (= blauem Turmalin).

MENTALE UND GEISTIGE WIRKUNGEN

Der Längsstrich im Sterndipsid signalisiert: Bei unserem Weg durch das Leben ist es nicht immer die »Goldene Mitte«, die wir peinlich genau beibehalten müssen, um glücklich werden zu können. Es gibt parallel laufende Wege, und die sind genau so gut. Wer sich zu sehr festlegt, wird dadurch zum Sklaven. Der Sterndiopsid verleitet geradezu zu mehr Flexibilität. Er läßt uns das Ziel vor Augen sehen, rückt es in erreichbare und greifbare Nähe und legt uns nahe, neue Lösungsmöglichkeiten oder unvorhergesehene Etappenziele nicht zu übersehen oder zu verschmähen.

VIELE WEGE FÜHREN NACH ROM

Das hat nichts damit zu tun, »halbe Sachen« zu machen; Sie dürfen sich ruhig mal auf halbem Wege ausruhen, innehalten und Bilanz ziehen. Schon mal was von Vorfreude gehört? Kommen Sie doch lieber bewußt und strahlend ans Ziel als immer nur schnell, schnell und abgehetzt! Ausgepumpte Nervenbündel erfreuen nur die Konkurrenz – und genau die meinen Sie doch immer im Nacken zu verspüren. Also, Sterndiopsid tragen, und Ihr lemminghaftes Vorwärtsstürmen hat ein Ende. Sehen Sie nicht alles so düster. Die Querlinien im Stein sind keine Pläne, die Ihnen durchkreuzt werden, sondern Abkürzungen und Extrawegweiser, die ein flexibles Vorwärtskommen ermöglichen.

SEELISCHE WIRKUNGEN

Der Riesendruck, der auf der Seele (und manchmal auch auf Ihrer Blase) lastet, wenn man lange ein bestimmtes Ziel verfolgt hat, wird oft schon beim bloßen Betrachten eines Sterndiopsides nachlassen. Legen Sie den Stein aufs Dritte Auge auf oder aufs Herzchakra, jedoch auf die »Yang«-Seite (Rücken), etwa in der Höhe des 5. Brustwirbels – und zwar täglich, über ca. 2 Wochen.

THULIT

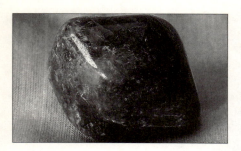

AUSSEHEN

Dieses erdbeerrote, opake, mitunter leicht gefleckt aussehende Mineral wird auch unter dem Namen Erdbeerstein (Farbe!) gehandelt. Thulite sind Verwandte des Tansanits (ein durch Eisen und Strontium blau getönter Zoisit) sowie des Zoisits mit Rubin, der auch Anyolith genannt wird. Sie erinnern sich noch, der »Eheberater-Stein« aus meinem ersten Heilsteinbuch.

Chemische Formel: $Ca_2Mn_2Al_3[O/OH/SiO_4/Si_2O_7]$, Kristallgitter: rhombisch, Licht: Sonne, Zoisit-Familie

WIRKUNGEN

Zoisite vermitteln allesamt ein besseres, umfassenderes Lebensgefühl. Weil sie tertiär entstanden, d.h. durch Wandlungen und Veränderungen zu dem wurden, was sie sind, haben sie das Potential, den Weg zu einem neuen, besseren Lebensgefühl zu bahnen und zu stabilisieren. Thulit schafft ein größeres Wohlbefinden. Somit kann eigentlich niemand auf dieses Mineral verzichten.

Wie alle Zoisite, deren Stärke ihre dezente Beratung, diskrete Lenkung und einfühlsame Begleitung sind, kommt so mancher Thulitverwender mit diesem Stein auf die sanfte Tour sehr viel weiter als mit der »Brechstange« – sprich: Azurit, Lapislazuli, Obsidian. Der eher verletzliche, gutmütige, sanfte Typ fühlt sich daher vom Thulit angezogen. Er schätzt das Gefühl, bei diesem Stein an der langen Leine zu gehen und nimmt die Bereicherung seines Gefühlslebens durch Thulitfrequenz gemütlich und genüßlich zur Kenntnis. Also, liebe Streßtypen: Finger weg, der Erdbeerstein ist (noch) nichts für euch!

Seine Farbe erhielt der Thulit durch das Leichtmetall Magnesium und durch das etwas schwerere Mangan. Diese beiden Metalle sind *die* Entstresser schlechthin für Nerven, Herztätigkeit und Psyche. Der Erdbeerstein ist die zu Stein gewordene rosarote Brille, aber wohlgemerkt nur für jene, die nicht absolut verbissen sind.

Im rhombischen Silikatgitter spritzig verpackt, kann die Thulitenergie sowohl die etwas spielerische Note mit einbringen als auch neugierig auf das Leben und Treiben machen, das vor unserer Haustür stattfindet. Lernen durch positive Motivation, die Leichtigkeit des Seins – das sind die Steinmotti. Nervendes filtert Ihnen die rosa Thulitbrille diskret heraus. Neue Eindrücke werden angstfrei und vorurteilslos aufgenommen, als Anregung empfunden und ohne viele Umstände in die Tat umgesetzt. Klar, daß dies die Kreativität anregt. Dieses Grundprinzip macht sich in vielen Bereichen bemerkbar, vor allem bleiben Erfindungsgeist und Sexualität nicht unbeleckt. Welch günstige Kombination! Experimentierfreude und gute Laune allenthalben, das kann man phasenweise schon mal ertragen, wenn's unbedingt sein muß. Also, nehmen Sie einen Thulit zum Date oder in den Urlaub mit. Man gönnt sich ja sonst nichts!

SEA, SEX AND SUN

PHYSISCHE WIRKUNGEN

Thulit bringt die Keimdrüsen und die Prostata sanft auf Trab; gut bei Prostatabeschwerden und mangelnder Sexlust.

Ängstliche, nervöse Verwender tauen auf und entspannen sich mit Thulitauflagen auf dem Wurzelchakra (1. Chakra); als Entstresser bei nervösem Magen wirkt Thulit auf dem 3. Chakra, versöhnlich stimmend auf dem Herzchakra (4.) und als Hormonanreger natürlich lokal auf dem 2. Chakra.

Es gehört schon viel dazu, diesen Stein nicht zu mögen.

WÜSTENROSE
Sandrose

AUSSEHEN

Genau genommen bestehen Sandrosen aus Sandkörnchen und Gips. Meist stammen flache, undurchsichtig gelbbraun-grau aussehende Kristallaggregate aus der Saharawüste. Dort kann man sie, frei im Sand liegend, selber suchen gehen. Deshalb passen beide Bezeichnungen, Wüstenrose oder Sandrose, gleich gut zu diesem Heilstein.

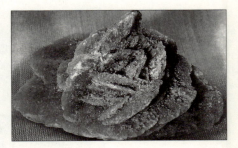

Während der schnell verlaufenden Kristallisationsphase riß diese Gipsvarietät feinste Sandkörnchen mit und lagerte sie ein. Der Sand verleiht den Sandrosen ihre typische Farbe. Er verändert die Steinfrequenz gegenüber sandfreien Gipskristallen wie z.B. dem Alabaster oder dem Selenit erheblich. Durch ihn wirkt der Stein austrocknend, klärend und eher sanft.

Chemische Formel: $CaSO_4 \cdot 2H_2O$, Kristallgitter: monoklin, Licht: Sonne

PHYSISCHE WIRKUNGEN

Wüstenrosen entstehen durch Wasserverdunstung aus Salzseen oder durch Kiesverwitterung. Diese wasserentziehende, austrocknende Signatur behält der Stein als vorherrschenden Heileffekt bei. Als Zugehörigkeitszeichen zur Klasse der Sulfate – alles Steine, die Energie an- bzw. aufsaugen – haben Wüstenrosen nicht nur wasserentziehende Eigenschaften. Sie saugen auch lokal gestaute, überschüssige Energien (= lokales Entzündungsgeschehen) ab. Dies ist indiziert bei Pickeln, Furunkelchen, allen nässenden, warmen, brennenden oder klopfenden Abschürfungen, Ekzemen oder ähnlichen äußeren Wunden. Innerlich: Zum schnelleren Verheilen von Magengeschwüren (Ulcera).

Äußerliche Anwendung: Legen Sie die Sandrose auf einem Papiertüchlein oder Baumwoll-Läppchen lokal auf die Wunde auf, bis das Hitzegefühl vorbei ist oder die Blessur trockener wird. Bei Migräne, die durch lokale Wasserverschiebungen entsteht (oft Histamin-bedingte Ödeme durch Zitrusfrucht/Kaffee/Rotwein-Glutamat-Allergien), wird durch das Geschehen eine Energiefülle im Kopfbereich hervorgerufen. Hier lohnt es sich, mal eine Wüstenrose anzuwenden: Legen Sie ein Kristallaggregat *neben* den Kopf und »locken« Sie das Wasser durch großzügige (reichliche) Auflagen von Flores-Amethyst, Amethysten und/oder Ametrinen auf dem Bauchraum abwärts.

ALLZUVIEL ENERGIE IST UNGESUND

Bei evtl. auftretenden Übelkeitsgefühlen empfiehlt sich ein Karneol (direkt auf den Magen oder im Gebiet des Solarplexus aufgelegt) und eine orange Karneolkette, die Sie während der gesamten Auflagedauer von Amethyst/Ametrin und der Sandrose tragen. Steigern Sie die Dauer der Auflagezeit vorsichtig. Beginnen Sie mit einigen Minuten täglich, bis Sie im Verlauf einer Woche auf maximal 15 Minuten Auflagedauer kommen.

Leider wirkt diese Auflage nicht vorbeugend. Es ist am günstigsten, schon bei den kleinsten Beschwerden oder den leidlich bekannten Vorwarnzeichen mit der Behandlung zu beginnen.

MENTALE WIRKUNGEN

Größere Aggregate eignen sich hervorragend als Raumdekoration, z. B. frei im Regal liegend (ab und zu mal im Sonnenlicht aufladen!).

Recht beliebt sind Sandrosen bei kritikempfindlichen Teenagern und Personen, denen es sofort von allem Möglichen gleich übel oder schlecht wird. Diesen Personen saugt die Sandrose ein wenig Überempfindlichkeitsfrequenz ab und wirkt mental vorbeugend bei chronischer Überreizung und Überlastung.

ZAPFENSANDE

AUSSEHEN

Dieses opake, beige-gekörnte Sandsteingebilde, genannt Zapfensande, sieht aus wie eine versteinerte Eistüte. Mein Lieblingsverkäufer Ralph Vetter meinte, diese stalaktiten-förmige Konkretion könne man für versteinertes Dinosauriersperma halten. Der Vergleich ist für dieses ulkige Gemenge, das aus Ochsenhausen (Südwürttemberg) stammt, auch ganz treffend. Hauptbestandteil der Zapfensande ist Quarz, dann Feldspat, Glimmer (Muskovit und Biotit), Baryt, Granat (Almandin), Epidot, Apatit und Titanit. Ein reichhaltiges Innenleben kann diese Mineralienart auf jeden Fall bieten. Die Heilfrequenz der Zapfensande wird jedoch hauptsächlich von der Entstehungsweise des Steines bestimmt, weniger von seinen Inhaltsstoffen.

Zapfensande entstanden, als durch aggressives kohlensäurehaltiges Wasser aus der Atmosphäre Kalk gelöst wurde, der sich in bestimmten pleistozänischen Oberflächensedimenten (Ältere Deckschotter) befand.

Das kalkhaltige Wasser gelangte bis in Grundwasser führende Sandschichten. In und aus diesen bildeten sich aus der kalkhaltigen Grundmatrix mit organischen Kristallisationskeimen unter Einbeziehung von Feldspat, Glimmer, Baryt und anderen bereits genannten Mineralien kugelförmige Vorstufen der Zapfensande aus. In Abhängigkeit von der Grundwasserströmungsrichtung müssen sich dann die stromlinienförmigen Zapfensande gebildet haben.

Chemische Formel: SiO_2 mit Feldspat, Glimmer, Baryt, Kalzit u.a., Kristallgitter: uneinheitlich, Licht: Sonne

WIRKUNGEN

Die Entstehungssignatur dieser Mineralienart (Umformung, Abschirmung) weist unschwer auf geeignete Verwendungszwecke hin: Zapfensande schirmen ab, sind sehr okklusiv. Sie schützen z.B. alle von Haus aus gegen Strahlung aller Art sehr empfindlichen Steine wie Coelestin oder Elastialquarze (Engelquarze) und deren spezielle Heilprogramme. Handhabung: Einfach eine Zapfensande neben oder in unmittelbare Nachbarschaft Ihrer empfindlicheren Steinlieblinge legen.

Äußerst empfehlenswert sind Zapfensande auch für Räume, in denen sich viele Elektrogeräte (Stereoanlage, Video, TV) oder kleinere geomantische Störfelder befinden. (Direkt auf die Störzone legen oder in unmittelbarer Nähe mehrere Zapfensande postieren.)

PHYSISCHE WIRKUNGEN

Zapfensande haben eine körperstärkende, aufbauende Wirkung. Als Zusatzsteine für alle Heilsteinauflagen, die roborierend (kräftigend), belebend und aufbauend-nährend wirken sollen, sind Zapfensande im Außenkreis, unter den Füßen oder im Bauchbereich aufgelegt, wertvoll. Insbesondere natürlich, wenn viele Quarze, Feldspate, Glimmer, Baryt, Kalzit, Epidot, Granat und Apatit im Legemuster verwendet worden sind.

Müssen Heilsteinauflagen in energetisch schlechten Räumlichkeiten (Krankenzimmer, Klinik, Altersheim) durchgeführt werden, kann ich nur wärmstens empfehlen, sowohl während als auch im Anschluß an Heilenergiegaben und/oder Heilsteinauflagen Zapfensande zu verwenden. Zum einen schirmen sie Behandler und Patient während der Behandlung energetisch ab, zum anderen fixieren diese Steine den neuen Energiefluß bzw. das Plus an Energie nach jeder Behandlung. Sie halten Störenergien ab.

DIE ABSCHIRMANLAGE

Der okklusive Effekt der Zapfensande ist auch im ätherischen Bereich beachtlich. Manchmal klappt es nicht mit einer Gruppenmeditation, und keiner kann sich erklären, warum. Dann helfen, außer einschlägig programmierten Schutzsteinen natürlich, oft Zapfensande, um die Energie im Raum kontrollierbar und störfrei zu bekommen. Ehe Sie sich allerlei angebliche Raumentstörgeräte anschaffen, weil irgendwo im Haus eine Zone negativ streut, versuchen Sie's erst mal mit Zapfensande und rotem Turmalin. Letzterer darf gern noch mit Muttergestein (z.B. Lepidolith) versetzt oder von Muttergestein umgeben sein.

ZEPTERQUARZ

AUSSEHEN

Diese Quarzvarietät sieht aus wie das Zepter eines Herrschers. Sie scheint nur aus »Kopf« und »Hals« zu bestehen. Mineralogisch handelt es sich um Verwachsungen mehrerer Quarzkristallgenerationen (vgl. Rykart, 1989), wobei sich auf den älteren, zuerst gebildeten Kristall eine jüngere Generation kopfähnlich aufgesetzt hat.

Meist sind die älteren Kristalle, die den Hals bilden, farblos oder Rauchquarz-farben. Der Kopf kann transparent bis milchig weiß sein oder lavendel-amethystartig lila. Selten gibt es im Handel rauch-amethystfarbene oder Rauchquarzzepter.

Chemische Formel: SiO_2, Kristallgitter: trigonal, Licht: Amethystzepter: Mond; andere: Sonne, Quarz-Familie

WIRKUNGEN

In ihrer Heilwirkung zeigen alle Zepterquarze ähnliche Effekte. Ihre Wuchssignatur, also die Nachahmung der Kopfform, zeigt den Verwendungsbereich dieser Quarze deutlich an: Sie sind ideal zur Behandlung von Kopfweh, Migräne und Kopfdruck. Da der Quarz über Generationen wuchs, zeigt er auch einen gewissen Zeitbezug: gerade langdauernde, chronische Beschwerden können mit Zepterquarz behandelt werden.

Die praktische Vorgehensweise ist sehr einfach: Sie greifen den Kristall am Halsteil an und bewegen ihn von hinten, also vom Nackenbereich des Patienten im Abstand von ca. 1-2 cm zum Haar strichweise über den Scheitel nach vorn, bis zum Augenbrauenansatz. Führen Sie langsame, gerade Striche aus, auch parallel zum Scheitel. Abschließend wird der Zepterquarz mit kleinen Rechtskreisen vom Nacken aus über den Hinterkopf Richtung Stirnansatz auf einer imaginären geraden Linie nach vorn gezirkelt. Gegebenenfalls wiederholen Sie die Prozedur einige Male.

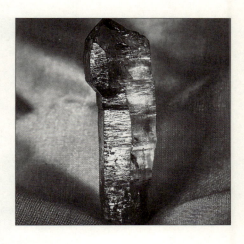

DER KOPFWEHQUARZ

Günstig ist es, mit je einem Zepter in jeder Hand zu arbeiten. Mit dem Quarz in der linken Hand können Sie die linke Schädelhälfte bearbeiten und gleichzeitig mit dem in der rechten Hand die rechte Hemisphäre.

Fühlen Sie sich während der Behandlung in den Schmerz des Patienten ein und senden Sie ihn durch Ihre Kristalle. Visualisieren Sie den Schmerz. Geben Sie ihm z.B. eine bestimmte Farbe oder Form und lösen Sie sie im Kristall in ein schönes, klares Licht oder Gefühl auf.

Sie können den Patienten auch fragen, was ihm den Kopf schwer macht oder bedrückt. Senden Sie diese Bedrückung während der Behandlung durch das Kristall und tauschen Sie sie gegen Leichtigkeit aus. Akute Anfälle lassen sich ca. 15 Minuten lang oder bis zur Linderung durchführen.

Meine Freundin Irma sagt zu den Personen, die sie mit Zeptern behandelt, immer: »Wie heißt Dein Kopfweh? Nenne mir seinen Namen.« Manchmal nennen die Leute dann auch prompt den Namen eines Arbeitskollegen oder eines Familienmitgliedes oder eine bestimmte Situation. Ich finde diese Methode sehr aufschlußreich – für den Betreffenden manchmal mehr als für mich.

Nach jeder Behandlung werden Zepterquarze direkt unter fließendem Wasser von allem Negativen befreit. Sie haben aufgrund ihrer geringen Größe nur eine kleine Speicherkapazität, und gerade lila Zepter sind noch besonders empfindlich, weil sie, wie alle Amethyste, beständig Negatives absaugen.

ZIRKON

AUSSEHEN

Zirkone sind meist relativ klein und kommen hauptsächlich als schwach transparente, bräunliche Kristalle oder Minitrommelsteine in den Handel. Hochwertigere Steinequalitäten werden facettiert geschliffen angeboten. Sie können sehr transparent und strahlend in gelbgrün, wasserklar, rosa, gelb, orangegelb, rauchig braun oder blau (bestrahlte Ware) oder in Mischtönen ihren Bewunderer zum Kauf animieren.

Geben Sie diesem Impuls ruhig nach. Das wäre gut für's Image: Wer Zirkone trägt, gilt als sozial, denn er bringt nicht nur sich selbst

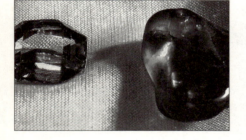

Frieden und Harmonie, sondern überträgt beides auch auf andere. Wenn's allen gut geht, dann wird es Ihnen zwangsläufig auch so gehen.

Chemische Formel: $Zr[SiO_4]$, Kristallgitter: tetragonal, Licht: Sonne

WIRKUNGEN

Der Zirkon zieht Glück an. Da zum Glücklichsein auch ein wenig Bargeld gehört, wird er seinen Träger bestimmt nicht verarmen lassen. Auf physischer Ebene lindert die Zirkonschwingung Krämpfe, mildert eine erhöhte Krampfanfälligkeit ab und hat sich bei Unterleibs- und Menstruationskrämpfen gut bewährt.

Mental verhilft der Zirkon zu mehr Einsicht und Verständnis, sowohl für sich selbst als auch für die Umwelt und Mitmenschen.

Er erhöht das Abstraktionsvermögen. Vom Schulkind bis zum Professor kann also jeder Zirkonenergie gut gebrauchen.

SEELISCH-GEISTIGE WIRKUNGEN

Man fühlt sich in eine höhere Ordnung eingebettet, die akzeptiert und versteht. So etwas entstreßt und beruhigt schon mal generell enorm. Zirkone helfen dabei, auf höhere Prinzipien, die jenseits von Strafe und endlosem Abtragen von schlechtem Karma existieren, zu vertrauen. Sämtliche Informationen, die der Seele beim Erkenntniszuwachs dienlich sein könnten, werden über das Steininnere mit seiner tetragonalen, forschend neugierigen Gitterstrukturprägung angezogen und auf die Seelenebene zur Prüfung weitergeleitet.

Findet die Steinschwingung keine Resonanz im seelischen Bereich, schlägt sie sich stärkend, wärmend, krampflösend und entgiftend auf die Körperebene des Solarplexus, Bereich Leber/Galle, nieder.

DER HARMONIEBRINGER

Kapitel II

DIE AURA-TYPEN

WAS GILT ES ZU BEACHTEN?

Jeder Heilstein (Donut, Kette, Stufe) besitzt per se Heilkräfte, die er in eine menschliche Aura einzuspeisen vermag. Voraussetzung hierfür ist allerdings, daß die Mineralien vor ihrer Verwendung mechanisch gereinigt, danach energetisch geläutert und anschließend mit einem guten Heilsteinprogramm versehen worden sind. In meinem ersten Buch, dem »Steinschlüssel« (Windpferd-Verlag, 1995) habe ich mein persönliches Reinigungs- und Programmierungsprocedere ausführlich beschrieben. Es ist sicherlich nicht die einzig mögliche, aber zumindest eine sehr effektive Vorgehensweise, um Heilsteine zu programmieren. Ich möchte an dieser Stelle nicht noch einmal auf die einzelnen Schritte eingehen und verweise diesbezüglich auf den »Steinschlüssel«.

Jeder, der seine Heilsteine oder -ketten anständig programmiert hat, wird bereits beim Auflegen oder Tragen nur eines einzigen Steines (Kette, Donut) die Mineralien-typische Heilschwingung verspüren. Daher ist man in der Regel selten auf größere, aufwendige Legemuster angewiesen. Meist geht's auch ohne. Es macht aber unbestritten Spaß, sich selbst und anderen Menschen probehalber Kombinationen verschiedener Steine aufzulegen. Oft ergänzen sich die Heilsteinfrequenzen untereinander sehr harmonisch. Das intensiviert ihre Wirkung und kann die Krankheitsdauer oder Anfallshäufigkeit hartnäckiger Beschwerden stark verkürzen. Vor allem bei Schmerzen ist dieser Effekt mehr als erwünscht.

Die Auswahl der hier im Buch dokumentierten Steinlegemuster ist von mir ganz intuitiv getroffen worden. Es handelt sich um meine persönlichen Auflagenkombinationen, mit denen ich u. a. auch in meiner Heilpraktikerpraxis Patienten behandle. Sie sind daher absolut praxiserprobt, bewährt und umgehen ein wenig das Problem mit den drei Hauptauratypen-Konstellationen: dem Kopf-, Bauch- und Herz-Typ (siehe folgendes Kapitel).

Viele, viele weitere Legemuster habe ich schon im »Steinschlüssel« im fortlaufenden Text (Abschnitt: Edelsteinlexikon) beschrieben. Auch in diesem Buch finden Sie im Kapitel 1 (Edelsteinlexikon) noch viele weitere Steinlegemustervorschläge.

Die nun im folgenden beschriebenen Kombinations-Legemuster haben drei große Vorteile:

1. Es sind Basislegemuster, die sich bei Bedarf selbstverständlich jederzeit problemlos variieren lassen.
2. Es handelt sich um Legemuster gegen relativ gängige, d.h. häufig in der Praxis anzutreffende Beschwerden meist psy-

chosomatischen Ursprungs. Genau um die soll es hier gehen, nicht um ganz besonders spezielle Meditationskraftfeld-Legemuster, Medizinräder oder Mandalas für den spirituellen Gebrauch. Dies wäre Stoff für ein weiteres, eigenständiges Spezialarbeitsbuch.
3. Sollte das Behandlungsresultat nicht so ausfallen wie erhofft, können Sie dieselben Legemuster trotzdem gern wiederholen und fortan den Auratyp des Patienten entsprechend bei der Legung mit berücksichtigen. Tips hierfür finden sich in den folgenden Kapiteln.

Vereinfacht gesagt, gilt: Der Kopf-Typ bekommt das im Buch vorgeschlagene Legemuster. Er erhält jedoch zusätzlich ein paar Extra-Erdungssteine im Bereich Leisten, Becken und den Füßen aufgelegt.

Der Bauch-Typ erhält über das Basislegemuster hinaus noch einige neutralere Zusatzsteine (Bergkristall, Chalzedone, Goldfluß, Aventurin), und der Herz-Typ, der sich auch gern über die Handnebenchakren zu erden vermag, erhält noch je einen großen Bergkristall-, Rauchquarz- oder Saphirquarz-Einender in jede Hand gedrückt (Spitze zum Kopf hin weisend). Lindern Sie seine Neigung zum Mitleid mit zusätzlichen Lepidolithen, Morganit, Rhodonit, Rhodochrosit, Rosenquarz, Ametrin, rosa Turmalin, Rubellit, Andenopal oder Danburiten. Am besten sind kreuzförmige Legemuster, die Körperstamm und Brustkorb (mittig auflegen) akzentuieren.

Generelle Faustregel für alle Legemuster ist: Falls eine Steinsorte mal nicht zur Hand sein sollte, läßt sie sich grundsätzlich durch einen Bergkristall-Trommelstein ersetzen. Es sei denn, im beschreibenden Legemustertext ist dies ausdrücklich ausgeschlossen.

Die Behandlung dauert in der Regel 20-30 Minuten, außer, im Text sind andere Zeiten angegeben. Die Nachruhezeiten betragen mindestens 10 Minuten

Die Steine werden relativ zügig von unten nach oben plaziert und nach Behandlungsende von oben nach unten wieder abgenommen. Bereits während der Nachruhezeit können Sie Reiki geben, Autogenes Training oder progressive Muskelentspannung durchführen. Falls erforderlich, kann der Patient schon während der Behandlung Pranaenergien (Licht- und Farbgaben) und Reiki erhalten.

Wie häufig soll man nun Steine auflegen? Eher seltener als zu oft, würde ich empfehlen. Große Legemuster haben ihren »Nachhalleffekt«, den der Patient noch Wochen später spüren kann. Dies gilt ganz besonders für die Großlegungen mit Katalysatoreffekt. Sie bringen schon lange gestaute oder zu schwach fließende Energien in Fluß. Je chronischer das Leiden, desto seltener sollten regulierende Heilsteingroßauflagen stattfinden. Einmal pro Woche ist in diesem Fall ausreichend. Schmerzzustände lassen sich gut mit täglichen Auflagen, am besten über 3 Tage hintereinander, in den Griff kriegen. Danach sollten Sie auf jeden Fall erst mal eine Behandlungspause machen.

Präventiv, allgemein zum Entgiften oder zur Bewahrung des körperlichen Wohlbefindens haben sich in der Praxis folgende Behandlungszyklen bewährt: alle 14 Tage bis alle 4 (6) Wochen über ein dreiviertel Jahr. Nur sehr alte Patienten, chronisch Kranke und Leute, bei denen Organe fehlen sollten eine wöchentliche Behandlung erhalten. (Wenn z.B. die Mandeln oder die Gallenblase entfernt wurden, der Patient einen Infekt oder Pilze im Darm hat usw.)

Ein kurmäßiger Effekt oder eine nachhaltige Wirkung zeitigen 6-12 Steinauflagen im Wochenrhythmus hintereinander. Pausen sind ungünstig und müssen vermieden werden. In solchen Fällen sollte man mit einer Auflageserie (6-12mal) lieber wieder von vorn beginnen.

Während einer Behandlungsserie darf der Patient natürlich gerne »seinen« Lieblingshosentaschenstein, seine Dauerkette oder sein Donut täglich tragen. Man muß ihn nur darauf hinweisen, daß sich die Wirkung des Steines (der Kette) durch die Behandlung unverhofft verändern, auch extrem verstärken kann. Heilsteine arbeiten mit der Aura ihres Verwenders, und wenn diese sich ändert, ändern sich meist auch Abstrahlungskraft und Reichweite des Dauersteines. Nehmen Sie's als gutes Zeichen und Hinweis darauf, daß das Legemuster anschlägt, selbst, wenn sich die Beschwerden derweil nur unwesentlich verändert haben. Dies gilt insbesondere für Beschwerden mit Schmerzzuständen.

Lassen Sie sich nicht allzusehr von dem oben Beschriebenen beeindrucken oder gar abschrecken: Die Qualität Ihrer Heilsteine stellt den wesentlichen Erfolgsfaktor für ein Legemuster dar. Sie wiegt schwerer als das sklavisch genaue Nachlegen eines Behandlungsmusters.

Oft ist ein Behandler, der achtsam und intuitiv arbeitet, ohne ständig nach einer Vorlage zu schielen, sogar erfolgreicher als einer, der jede Indikation und die chemische Formel jedes einzelnen im Legemuster verwendeten Steines herunterleiern kann.

HAUPT- UND MISCHTYPEN

Im vorhergehenden Kapitel wurde bereits darauf hingewiesen: Nicht jede Aura arbeitet gleich. Es lassen sich bestimmte Unterscheidungen bezüglich Energiemustern und Hauptflußrichtung treffen. Zur eigenen groben Orientierung arbeite ich mit drei verschiedenen Haupttypen einer menschlichen Aura sowie deren drei Mischformen. Unter den Patienten gibt es fast ebenso viele reine Grundtypen wie Auramischtypen. Vielleicht existieren sogar noch viel zahlreichere Auratypvariationen, und andere aurasichtige Heiler erkennen sicherlich noch detailliertere Varianten. Ich trete an solche Probleme grundsätzlich pragmatisch heran. Mich interessiert nur, ob die Zugehörigkeit zu einem bestimmten Auratyp und das Wissen um die Stärken und Schwächen dieses Typs meinen Behandlungserfolg beeinflußt oder nicht.

Dies tut es in der Tat; allerdings ist es weniger bedeutsam als man meint, ca. 30%. Aber das ist ja schließlich auch schon was! Vor allem bei akuten Beschwerden (Bauch-Typ) kann es viel ausmachen, den Auratyp richtig einzuschätzen. Natürlich können Sie das auch lernen. Zwecks besserer Differenzierung werde ich Ihnen meine schlichten sechs Varianten lieber etwas karikaturhaft beschreiben. Ein paar Sprüche und Äußerungen, die den einzelnen Typ entlarven, werden im Text eingestreut und am Kapitelende noch einmal gegenübergestellt. Für den »Aha«- und Lerneffekt ist gesorgt. Beginnen wir am besten mit einem Standardbeispiel: Ein Kollege hat irgendeine reißerische Story – beliebt sind ja bekanntlich Trennungsdramen – brühwarm in der Mittagspause zum Besten gegeben und geizt nicht mit Details. Sein triumphierender Blick schweift in die Runde der Kollegen, die alle beim Essen sitzen. Wenn er Pech hat, und es sind nur Kopf-Typen unter der (peinlich berührten) Zuhörerschaft, passiert gar nichts. Alle essen scheinbar ungerührt weiter und hüllen sich in betretenes Schweigen, weil sie innerhalb einer »neutralen Zone«, dem Arbeitsplatz, plötzlich mit intimen Privatthemen konfrontiert worden sind. Allerhöchstens ringt sich der Kopf-Typ ein Räuspern oder »Hm, ja« ab und wechselt eventuell auf ein völlig anderes Thema über (beliebt sind: Neuerungen, Forschung, Technik, Statistiken, Computer, Geldanlagemöglichkeiten), um seine Verlegenheit zu überspielen.

Bei einer Herz-Typ-Zuhörerschaft gäbe es ganz andere Reaktionen: Den meisten würde spontan der Appetit vergehen; einige würden sogar anfangen, zu weinen. Taschentücher und teilnahmsvolle Kommentare würden die Runde machen. Man ist bestürzt und betrübt über die Neuigkeiten, bietet spontan Hilfe an und denkt auch noch lange nach Feierabend darüber nach, wie man dem unglücklichen Verlassenen mit seelischen Streicheleinheiten und abendlichen Marathontelefonaten wieder auf die Sprünge helfen könnte. Die Aktion »Kollege in Not« rollt vom nächsten Tag an dezent, aber routiniert ab. Unaufgefordert würde der Herz-Typ dem Leidenden beruflich so viel es geht vom Halse schaffen, z.B. nörgelnde Kundschaft eigenhändig abfertigen, Selbstgekochtes mitbringen (»Sie sehen ganz spitz im Gesicht aus, essen Sie mal was«) und den Betreffenden vor Vorgesetzten in Schutz nehmen.

Bauch-Typen würden, nachdem sie die Trennungsgeschichte gehört haben, ebenfalls zu essen aufhören, jedoch mit einem empörten Aufschrei. Sie würden mit Kommentaren nicht sparen und zum Besten geben, was *sie* in diesem Falle tun würden (oder tatsächlich schon in gleicher Lage getan haben). Bauch-Typen beziehen sofort Stellung (»Was? Schweinerei!«). Die »Schweine-« und die »Märtyrer-«Rollen würden blitzschnell verteilt. Lynch-Stimmung kommt auf, man springt erregt hin und her.

Der Bauch-Typ denkt, wie der Herz-Typ, noch lange nach Feierabend an die Trennungsstory, allerdings aus subjektiverer Sicht und oft einschlägig »kreativ«: So wird er sich für denjenigen, dem die Buhmannrolle zugeteilt wurde, schnippische Kommentare und allerlei berufserschwerende Schikanen ausdenken. Vom nächsten Tag an hat der Buhmann nichts mehr zu lachen. Das Opfer wird systematisch wieder aufgebaut (»Für *den/die* bist Du doch viel zu schade, laß doch den Trottel sausen!«) und zu Racheakten ermuntert, zur Ablenkung auf Parties mitgeschleppt und mutmaßlich geeigneteren Partnern zugeführt. Selbstverständlich wird die ganze Story im Freundeskreis »im Vertrauen« weitergetratscht, auch an Außenstehende. Wehe, wenn die dann nicht die »richtige« Stellung beziehen.

Aus diesem Beispiel können Sie schon einiges ableiten.

DER KOPF-TYP
Der Kopf-Typ ist eher nüchtern, vernünftig, meidet gefühlsbehaftete, parteiliche Äußerungen und liebt Beweisbares – Typ »Eierkopf« oder »Weißkittel« eben. Seine Gedanken sind rational und funktionell – pragmatisch, praktisch, gut. Klatsch ist ihm ein Greuel. Naturgemäß sind im Bauch- und Herzbereich liegende Chakren bei unserem kleinen Superhirn stets auf strenge Diät gesetzt. Alles, was ohne sein Wissen und Zutun von selbst rhythmisch und »unkontrolliert« arbeitet, ist dem Kopf-Typ suspekt. Er hat's oft mit dem Darm! Auch seine Kundalini-Energien im Rücken steigen nicht

gerne über das siebensprossige System der Chakren nach oben auf, wenn die untersten vier Sprossen angesägt sind oder gar fehlen. Die Erdung ist also, gelinde gesagt, beim Kopf-Typ immer mies. Daher besteht auch Neigung zu Nierenproblemen, Krampfadern, Hämorrhoiden, Zerstreutheit (»Professor«-Typ), Fahrigkeit, nervöser innerer Unruhe, Depressionen und hartnäckigsten Kopf-/Nackenschmerzen. Oft herrscht Vitamin- und Mineralstoffmangel durch Vernachlässigung der primitivsten körperlichen Bedürfnisse, daher sind diese Menschen auch häufig schlank bis recht mager. Stimme: meist eher monoton, dozierend und leise.

Mit dem Herzen bekommt dieser Auratyp erst Probleme, wenn er sein Gefäßsystem entsprechend durch Raubbau und Streß abbauenden Genußgiftkonsum sowie Fehlernährung ruiniert hat. Das könnte dem Bauch-Typ nie passieren: Der kriegt seinen Infarkt vom Genießen seiner zahlreichen Laster, gutem Essen und »richtigem« Leben. Der Kopf-Typ ist nicht auf Gelüste aus. Da hält er sich auf Sparflamme. Er redet viel von »Wissenschaftlich ist bewiesen« oder »Da muß ich mich erst gründlich in das Thema einlesen, ehe ich etwas dazu sage«. Er liebt es, sich neutral zu verhalten. Natürlich geht er nur zu anerkannten Spezialisten, wenn er krank ist. Zum ersten Besuch schleppt er pfundweise Atteste an – er ist immer gut vorbereitet!

Sein Lebenselixier sind Kopf- und Scheitelchakraenergien. Intuition kann der Kopf-Typ sehr wohl entwickeln, jedoch eher fachgebunden: als Forscher, Innovateur, Broker, Manager, Chef »mit Riecher« für etwas. Auf spirituelles Gebiet wagt er sich nicht so gern vor; hier fehlt ihm die »Beweisbarkeit«. Wenn er es allerdings doch tut, dann extrem und mit starkem Sendungsbewußtsein.

Beim Kopf-Typ ist es notwendig, die Erdungsfähigkeit zu erhöhen. Seine Energie, die extrem gut verschlossen im Kopf herumschwirrt, läßt sich mit Heilsteinlegemustern nicht gut »herunterziehen«. Er hält alles mit großer Zähigkeit oben fest. Ergo wird der Gegenpol zum Scheitel- und Kehlchakra, nämlich das Basis- und Bauchchakra, zur Herstellung des Gleichgewichts im Legemuster akzentuiert. Erdungssteine sind ja bekannt: Vor allem Rauchquarz, versteinertes/verkieseltes/opalisiertes Holz, Falkenauge und Onyx.

Aber Moqui Marbles mit ihrer kraftvollen Energie sind auch nicht schlecht (kleiner Geheimtip!). Sie spenden dem Kopf-Typ eine tüchtige Portion Energie und wirbeln seine hochstrukturierte Ordnung im Oberstübchen kräftig durcheinander. Ein Kopf-Typ bekommt nichts, aber auch gar nichts aufgelegt, ohne daß Erdungs-Steinchen dabei sind. Diskutieren Sie nicht mit ihm. Er hält gern lange Vorträge und versucht Sie mit Argumenten kleinzumachen, wenn er bei Ihnen Informationslücken zu wittern glaubt. Ansonsten schweigt er. Als Patient hört man von ihm auf der Liege nichts; er muß sich erst mal alles durch den Kopf gehen lassen und zuhause in Ruhe verarbeiten. Ausquetschen wird er Sie dann beim Folgetermin, denn, wie erwähnt, er ist immer gut vorbereitet.

DER HERZ-TYP
Der Herz-Typ ist da ganz anders: Er empfindet grundsätzlich alles mit, filtert und verarbeitet es über seine persönlichen Empfindungen und kann kaum »neutral« oder »objektiv« sein. Das will er auch nicht. Selbst komplizierteste Sachverhalte und Phänomene verstehen Herz-Typen (genau wie Kopf-Typen) spielend. Man muß es ihnen nur nicht abstrakt (Kopf-Typ), sondern an einem persönlichen Beispiel erklären, oder derjenige, der die Sache erläutert, sollte es auf eine private Art und Weise tun.

Herz-Typen sind buchstäblich mit dem Herzen dabei, auch in Glaubensfragen. Unter ihnen gibt es viele fromme Kirchgänger und (Ex-)Mitglieder von Sekten/religiösen Gruppen aller Art (Herz-Chakra = Nächstenliebe) sowie auf sozialem Gebiet engagierte Menschen (Typ »Jünger« oder »Missionar«). Sie sammeln gern für gute Zwecke; nur dann können sie auch mal dreist werden, z. B. bei knickrigen Spendern. Oder sie sammeln im Büro Geld für Geburtstagsgeschenke (»Sonst macht es ja keiner«). Kein Wunder, daß sie leider gern und oft ausgenutzt werden. Ewig schnorrt man sie an, und Herz-Typen verleihen auch viel. Sie haben ein Herz für alles Kleine, Schwache, Stumme, Romantische und Ergreifende (Babies, Kleintiere, Sonnenuntergänge am Meer usw.).

Herz-Typen äußern ihre Gefühle, ganz im Gegensatz zum Kopf-Typ, sind aber diplomatischer als Bauch-Typen.

Grausamkeit, Einsamkeit und Ablehnung machen den Herz-Typ schnell krank und auf Dauer seelisch kaputt. Oft hat er eine ausgesprochen warme, melodische, angenehme, nicht sehr laute Stimme. Seine Erdung ist mies. Oft kompensiert er dies über seine einmalige Fähigkeit, von den Händen über das Herz Erdungsenergien in seine Aura einleiten zu können. Super klappt das, wenn der Herz-Typ verliebt ist oder einen guten Partner hat. Dies ist auch ein »Muß« für seine Gesundung. Kritisch wird's, wenn er Liebeskummer hat oder von den Sorgen (bzw. Aggressionen oder der Nichtbeachtung) anderer »aufgefressen« wird. Dann sieht er auch entsprechend aus, das soll heißen: Man merkt es ihm sofort an. Er hat dann oft Herzsymptome, Schmerzen, die in den Schulter/Arm-Bereich ausstrahlen, und sein armer Darm wird zum dunklen, ständig verstopften Sumpf, in dem sich liebend gern Pilze und Fäulnisgifte tummeln. Die Gallenblase (gestaute Wut) fängt in diesem Stadium oft an, Steine zu produzieren (Stau im Bereich Solarplexus-Chakra).

Der Herz-Typ kann hartnäckige Depressionen und Kopfschmerzen haben, häufig periodisch und als Reaktion auf ein gefühlsbehaftetes Ereignis, das auch lange zurückliegen kann. In diesem Falle fragen Sie nach Scheidungen, Liebeskummer, Ärger mit den Kindern oder allgemein Ohnmacht gegenüber dem »Elend auf dieser Welt« (Engel-Syndrom).

Herz-Typen sind oft sehr geschmackvoll gekleidet und strahlen etwas Sanftes, Kultiviertes aus. Kopf-Typen hingegen lieben korrekte, unscheinbar-funktionelle Kleidung, gern freches Mausgrau/Dunkelblau. Bauch-Typen wiederum kleiden sich gern trendy, eventuell auch leicht flippig, sind also unübersehbarer. Doch dies nur nebenbei.

Als Erdungssteine braucht der Herz-Typ für die Hände: Bergkristall-, Rauchquarz- oder Saphirquarz-Doppelender bzw. -Einender. Mittig auf seinen Körperstamm legen Sie gegebenenfalls symmetrische Kreuzlegemuster mit Lepidolith (betäubt seinen Schmerz), Morganit (tröstend), Rhodonit (Kränkungen), Rhodochrosit (überpersönliche Liebe), Rosenquarz (Kummer), Ametrin (göttliche Führung), rosa Turmalin (Herzchakra-Blockaden), Rubellit (Selbstliebe), Andenopal (Interesse am Leben) und in schweren Fällen Danburit (Destruktivität).

Ein »kurierter« Herz-Typ verträgt im Kopfbereich ohne weiteres weißen und grünen Apophyllit (Heiler-Ebene), Ametrin (Seelenheil), Schamanen-Dow (Ganzheit), Analcim-Katzenauge (göttliche Präsenz), Cerussit (Bilanz aus allen bisherigen Leben), Danburit (spirituelle Führung) oder Leukosaphir (Engelebene).

DER BAUCH-TYP
Bauch-Typen sind kommunikativ, immer auf dem Laufenden und recht gesellig; aber *sie* sind es, die sich ihre Gesellschaft aussuchen, nicht umgekehrt. Ein gesunder Egoismus verhindert, daß sie ständig Opfer von Schnorrern (Herz-Typ) werden. Allerdings: Zu viel Egoismus macht aus dem Bauch-Typ ein Kastenteufelchen (Typ »HB-Männchen«) oder einen skrupellosen Hausdrachen. Aus Frust wird er entweder zum Vielesser (dann stets übergewichtig, aber gerade auf Diät) oder zum Geizhals (dann schmal und verkniffen).

In der Regel finden sich Bauch-Typen gehäuft in Branchen mit einem eher chaotischen Tagesablauf. Da kommen sie bestens zurecht; sie empfinden es komischerweise nicht als Streß. Sie rauchen dann halt abends ein halbes Päckchen mehr, zeichnen bis nach Mitternacht noch irgendwelche dringenden Pläne fertig und gehen erst dann – kein Problem. Streß ist für sie etwas anderes: ärztliche Vorschriften, mangelnde Anerkennung, Langeweile, öde Routine (wenigstens bleibt dann das Radio an) und behäbigere Zeitgenossen mit langer Leitung. Die halten auf, und das nervt ja so!

Beim Bauch-Typ muß man als Behandler ständig aufpassen, daß seine üppige, im wahrsten Sinne des Wortes zentral »aus dem Bauch heraus« kommende Energie nicht mit ihm durchgeht. Sie sollte gezügelt und kanalisiert werden. Bauch-Typen neigen dazu, von einer Blockade gleich wieder in die nächste zu taumeln, und finden dies oft auch noch toll, weil dann etwas Aufregendes für sie zu passieren scheint – die Feuertaufe für jeden Behandler!

Dieser Auratyp erinnert mich an Kinder, die gern in Steckdosen stochern: Jede Menge Erwartungsspannung, und wenn's dann knallt, schreckt das keineswegs ab. Man ruft »huch«, findet aber im Grunde alles ganz toll.

Ihre Leiden sind entsprechend: Häufig Entzündungen, Akutes (z.B. Wirbel ausgerenkt, Magengeschwür, Kollaps, Spasmen), Folgen unsolider Lebensweise, Burn-out-Syndrom, Streß-Symptome, Grippe, Halsweh (Energiestau zum Kopf) und Dauererkältung wegen Überforderung der Immunabwehr. Die Stoffwechselübersäuerung hat sicher ein Bauch-Typ erfunden. Sein Bauchchakra zieht erbarmungslos Energie aus anderen aurischen Bereichen ab. Mit Vorliebe vom Hals (korrespondierendes 5. Chakra), und auch vor der eigenen »Hintertür« (Rückseite des 3. Chakras ist der Übergang Lendenwirbelsäule/untere Brustwirbelsäule) macht es nicht Halt. Hier sprudelt viel Energie heraus und verpufft. Versiegeln mit milden Auraschutzsteinen (Porphyrit, Amazonit) und Bergkristall schafft rasche Abhilfe. Allerdings arbeitet man als Behandler bei ihm oft à la Sisyphos. Seine Erdung ist oft nicht schlecht, nur hält sie nie lange an.

Das Bauch-Typ-System erinnert an eine Energieverteilung per Kippschalter. Es gibt keine stufenlose Regelung, nur den Knopf »ein/aus«. Daher: Hüte dich vor Blockaden! Alles, was die Chakren untereinander verkabelt (Turmaline), sie ausgleicht (z.B. Bergkristall) oder kommunizieren läßt (Girasol, Chalzedone, Goldfluß) oder gar regeneriert (grüner Aventurin), ist gut für den Bauch-Typ. Behandeln läßt er sich recht unkompliziert: Er spürt meist sofort, ob ihm etwas gut tut oder nicht und schiebt schon mal selber einen aufgelegten Stein ein wenig nach hier oder da, seufzt zufrieden, wenn ihm alles paßt und genießt anschließend alles einfach.

Meist bettelt der Bauch-Typ um Nachschlag, d.h. um Verlängerung der Behandlungszeit, oder will »schärfere« Legemuster. Seien Sie standhaft. So viele deblockierende Steine, wie Sie sie dann brauchen würden, hätten Sie gar nicht mehr auf Lager. Fast alle liegen ja schon auf oder am Körper des Bauch-Typs. Er muß sich halt bescheiden und aufs nächste Mal vertröstet werden.

MISCHTYPEN

Die Mischtypen sind etwas schwerer zu erkennen, aber man führt ja schließlich nicht umsonst *vor* einer Behandlung ein Gespräch mit dem Patienten und registriert bestimmte Auffälligkeiten. Hat er eine lautere Stimme, ist kommunikativ, aber sehr sensibel, offen, fröhlich, an seiner Umwelt interessiert? Dann handelt es sich eher um einen **Bauch/Herz-Typ**. Typische Berufe: Helferberufe, Werbung, gern im Team tätig, Rundfunk, Fernsehen, Verkäufer, Erzieher, gern Hausfrau und Mutter, viele kreative, gestaltende Künstler oder Musiker.

Kopf/Herz-Typen sind hingegen lieber selbständig tätig. Sie sind oft Freiberufler, reisen gern zu zweit, gehen gern auf Bildungsreisen und Fortbildungsseminare, lieben Heim und Familie. Oft wirken sie anfangs etwas schüchtern und blühen im Gespräch auf. Sie fallen ungern auf, weder durch Kleidung noch Benehmen, haben alle Geburtstage ihrer Lieben im Kopf, kochen gern gut für sie und enge Freunde und lieben gute Hotels mit noblerer Atmosphäre. Auf Campingplätzen trifft man sie selten an, denn Komfort und Qualität brauchen sie für ihr Wohlbefinden.

Kopf/Bauch-Mischtypen sind Menschen mit zwei Gesichtern, sprunghaft und widersprüchlich. Sie können ihre Ziele und Ideen, die sie im Kopf haben, nie konsequent durchsetzen. In Krisensituationen wirkt der Kopf/Bauch-Typ unsicher und nervös. Das sieht man ihm auch an. Er redet dann schnell, lang und viel, wobei er heftig gestikuliert. Er leidet unter ständig wechselnden, etwas verschleierten, zum Teil widersprüchlichen bis außergewöhnlichen Symptomen. Unter Druck und Streß kann er in Panik geraten und »bocken«. Dann geht bei ihm gar nichts mehr (»Ich bin blockiert«). Er kann extrem neugierig sein und alle paar Monate etwas anderes im Sinn haben. Zu Ende bringt er nur wenig. Der Kopf/Bauch-Typ hakt ständig nach, ob man ihn auch richtig verstanden hat. Deshalb wiederholt er sich auch oft. Man kann ihm schnell ein schlechtes Gewissen einflößen. Dann fühlt er sich total unglücklich – oder wird fauchend aggressiv und läuft weg. Seine Stimme ist wechselhaft: Laut, wenn er sich rechtfertigt, leise und unsicher wenn er um Hilfe bittet. Oft hat er etliche Psychotherapien hinter sich oder massenhaft Psycholiteratur im Regal.

Zugehörigkeit zu Misch-Typen braucht man im Legemuster weniger stark zu berücksichtigen als bei den drei Hauptvarianten. Je nachdem, was gerade akut ist und vorherrscht, wird bei Misch-Typen auch behandelt und gelegt. Da ihr Energiefluß generell nicht so extrem einseitig ist wie bei Kopf-, Herz- oder Bauch-Typen, orientiere man sich am Wohlbefinden des Patienten während und nach der Steinplazierung und lege eher Zusatzsteine, die Energien in Fluß bringen (siehe »Bauch-Typ«). Viele Rutilquarze, die Stärkung (Rutilanteil) und Ausgleich (Quarzanteil) bewirken, sind sicherlich, außer Erdungssteinen, immer goldrichtig.

SPRÜCHE, AN DENEN ICH DIE DREI TYPEN ERKENNE

Kopf-Typ
Das muß man sich doch vorher überlegen...
Ja wissen Sie, so ohne Sinn und Verstand...
Man kann doch nicht einfach so loslegen. Wo käme man da hin?
Dazu kann ich jetzt spontan gar nichts sagen.
Wissen ist Macht.
Gute Vorbereitung ist alles. Da muß ich mich erst mal einlesen in die Problematik...
Typischer Spruch des Partners: Ja, wie kannst Du nur so seelenruhig bleiben und keine Miene verziehen. Sag' doch auch mal was!

Herz-Typ
Ich gönne es der/dem von Herzen...
Wollen Sie mal ein Foto sehen von meinem Baby?
Ach, wissen Sie, wenn's allen gut geht, geht's mir doch dann auch gut.
Da nehme ich Rücksicht auf meinen Mann/die Kinder...
Das kann ich gut nachempfinden... Traurig, was?
Ich kann das gar nicht länger mit ansehen. Dem muß man doch helfen!

Bauch-Typ
Sauerei, was die mit unserem Herrn X gemacht haben!
Mit mir nicht! Das werden wir schon noch sehen!

Der nervt vielleicht! Papperlapapp! Das Maß ist voll!
Der Geist ist willig, aber das Fleisch ist halt schwach.
Man gönnt sich ja sonst nix!

Kopf/Herz-Typ
Jetzt habe ich mal einmal was nicht nur vom Kopf her entschieden...
Man sollte mehr auf seine innere Stimme hören.
Ich bin oft sehr streng zu mir gewesen, jetzt kann ich auch mal fünf gerade sein lassen.
Ja, ohne ein bischen Planung läuft nichts, aber ich freue mich auch mal auf Unerwartetes.

Kopf/Bauch-Typ
Ja, vom Kopf her ist mir das klar, ich kann's nur nicht umsetzen. Da muß ich passen.
Die Sache ist so zwiespältig, mal denk ich »ja«, mal »nein«.
Immer bin ich Schuld!
Bei mir funktioniert das nicht; habe ich schon 1000 Mal probiert!

Herz/Bauch-Typ
Das war schon immer in mir drin, tja, und als die Kinder groß waren, da hab' ich es gemacht.
Naja, unvernünftig war das schon – hat mir aber gut getan!
Ich sag' immer: Jeder, wie er will, meinen Segen haben sie.
Ich habe in mich reingehorcht und wußte: Das ist es!
Wenn jeder nur nach Paragraphen handeln würde...

Kapitel III

LEGEMUSTER-SKIZZEN

KOPF

ALLERGIE

INDIKATION
Pollen, z. B. Beifußpollen

SYMPTOME
Juckreiz am Gaumen und in der Nase, brennende Augen, Niesreiz, die Nasennebenhöhlen können ein- oder beidseitig verstopft sein, schaumig dumpfes Gefühl im Kopf, Unwohlsein.

1. TAG
Von oben nach unten:
1. Beryll-Katzenauge (Stirnmitte)
2. Phenakit-Einender (Nasenwurzel)
3. Prasem-Trommelstein, auf der verstopften Nebenhöhle; sind beide verstopft, je einen Stein re. und li. der Nase plazieren
4. Aquamarin (Einender, Trommelware, Cabochons)

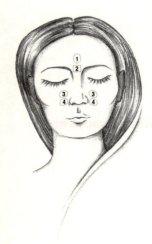

Eventuell die Steine leicht um wenige Zentimeter während der gesamten Auflagezeit verschieben. Phenakit abnehmen, wenn er heiß wird, durch neuen Phenakit (Bergkristall, Prasem) ersetzen.

AUFLAGEDAUER 1. TAG
20 min; bis zu 4 x täglich auflegen

ZUSÄTZLICH AM 1. TAG
Medikamente Ihres Arztes oder z. B. DHU Heuschnupfenmittel, Hewallergia I und II, Pollinose S Kapseln Ronneburg und Serpalgin-Salbe (Horvi Chemie).

BEI SCHWACHER ERDUNG
Je einen Bergkristall- oder Rauchquarz-Einender mit der Spitze nach oben (zum Knie weisend) oder eine kleine Bergkristall- oder Rauchquarzstufe auf den Fußrücken des liegenden Patienten während der Behandlung auflegen.

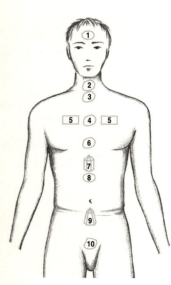

2. TAG
1. Turmalin-Katzenauge (auf dem Dritten Auge)
2. Beryll-Katzenauge (unterhalb des Kehlchakras)
3. Phenakit (Handgriff des Brustbeines)
4. Uvit (Brustbeinmitte)
5. Aquamarin, li. und re. auf Höhe des Uvits

6 Prasemtrommelstein (Brustbeinspitze)
7 Bergkristall-Einender (Typ Abzieher)
8 Turmalin-Katzenauge
9 Bergkristall (Typ Laser)
10 Kieselstein (auf dem Wurzelchakra)

AUFLAGEDAUER AM 2. TAG
20-30 Minuten

Je nach Auratyp wählen Sie bitte noch entsprechende Zusatzsteine aus. Dies ist aber normalerweise nicht nötig.

KATER-KOPFSCHMERZ

INDIKATION
Folgezustand nach reichlichem Alkoholgenuß

SYMPTOME
Kopf- und Nackenschmerzen, Zerschlagenheitsgefühl

1. TAG
1 blaugrüner Apatit (Einender, Trommelstein) im Nacken
2 Amethystspitze, Richtung Kronenchakra weisend
3 Rosenquarz (Kehle)
4 rosa Turmalinstäbchen (kreuzförmig in Höhe Herzchakra)
5 Bernstein (entlang des unteren Brustkorbrandes)
6 Citrin (entlang des unteren Brustkorbrandes)
7 Bergkristall-Einender in Höhe der Leisten, Spitzen weisen zum Nabel
8 Rauchquarz-Einender

AUFLAGEDAUER
20-30 Minuten

Bei starker Übelkeit kann man noch Magnesite oder Howlithe über den Magen auflegen.

2. TAG
1 Chrysopras
2 Malachit

AUFLAGEDAUER
20 Minuten

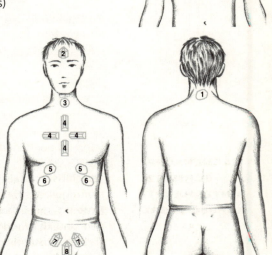

KOPFWEH, MIGRÄNE

INDIKATION
Chronische oder akute Kopfschmerzen, auch halbseitig.

SYMPTOME
Schmerzen über Nasenwurzel, Stirn, Schläfen, Druck- oder Klopfschmerz, ziehend oder pulsierend.
1. Uwarowit (auf Schmerzpunkte am Hinterhauptsrand legen)
2. Smaragde als Kreuzlegung
3. Rutilquarz-Einender (Spitze weist zum Nabel)
4. Krokoit (Sexualchakra)
5. roter Chalzedon (Wurzelchakra)

AUFLAGEDAUER
bis zu einer Stunde.

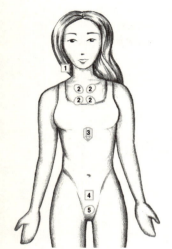

Gegebenenfalls die Kopfschmerzen wie unter »Zepterquarz« beschrieben, therapieren, während die Steine auf dem Körper liegen.
Normalerweise stellt sich schon innerhalb der ersten 20 Minuten beim Kopfwehlegemuster Linderung oder Schmerzfreiheit ein. Es macht aber nichts, wenn man sich dieses Legemuster z.B. selbst auflegt, sich dann hinlegt und mit den Steinen auf dem Körper einschläft. Überladen kann man sich mit diesem Legemuster nicht. Sie können sich gefahrlos »auf ein halbes Stündchen« hinlegen und einschlafen. Bei Neigung zu Migräne empfiehlt es sich, das Legemuster regelmäßig zur Vorbeugung anzuwenden.

AUFLAGEDAUER
20 Minuten

NACKENKOPFSCHMERZ, HINTERHAUPTKOPFSCHMERZ

INDIKATION
Verschlissene Halswirbel, ein- oder beidseitig abgenutzt; Gefügestörungen des Halteapparates; hartnäckige Kopfschmerzen, meist einseitig, mit Schulterverspannungen; Zustand nach Fehlhaltungen und Überbelastung mit Ausstrahlungsschmerz in Kopf und Nacken. Zustand nach Schleudertrauma und Unfällen mit Halswirbelsäulen-Schädigung.

SYMPTOME

Verspannungsschmerz im Schultergürtelbereich, ein- oder beidseitig; taube Finger; Schmerz im Kopf- und Hinterhauptsbereich, der im Nacken beginnt oder dahin ausstrahlt.

1 Lavendelquarz-Einender (= heller Amethyst, meist aus Mexiko)
2 Mondstein (Trommelware oder Cabochon, weiß)
3 Analcim-Katzenauge (notfalls Analcimkristall nehmen, weiß oder rosa)
4 Kunzit
5 Rhodochrosit (gebändert oder uni rosa)
6 Karneolcabochon (auf oder in die Ohrmuschel legen)
7 blauer Aventurin, Blau- oder Saphirquarz (am Halsansatz)
8 Cyanit/Disthen (auf dem Schlüsselbein)
9 Dioptaskristall/Stufe (Herzchakra)
10 Apatitkristall, gelb (unter dem Mastoid)
11 Staurolith (auf der Halswirbelsäule)
12 Brasilianitkristall (auf dem 7. Halswirbel)
13 Girasol/Wasseropal (am Halsansatz/Übergang zu den Schultern)
14 Dow-Bergkristall, über 100 g schwer (notfalls anderen Bergkristall mit anderem Spitzentyp wählen)

HINWEIS

Bei diesem Legemuster kann man keine der benötigten Heilsteinsorten durch Bergkristall-Trommelsteine ersetzen.

AUFLAGENDAUER

Wie üblich, ca. 20 Minuten

TIP

Sollten Ihre Verspannungen und die Schmerzen noch bis in den Rückenbereich einstrahlen, können Sie das Legemuster »Nackenkopfschmerz« mit folgenden Legemustern kombinieren, d.h. zusammen auflegen: Legemuster »Muskelverspannungen«, »Myogelosen« oder »Verspannungen«.

Das Legemuster »Nackenkopfschmerz« hat sich in meiner Heilpraktiker-Praxis bestens bewährt. Sie werden es nicht bereuen, wenn Sie sich alle für diese Legung nötigen Heilsteine anschaffen und es regelmäßig für sich oder andere verwenden.

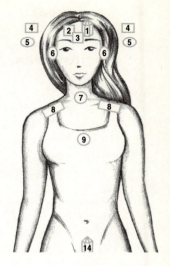
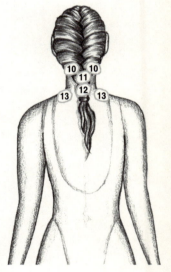

**NASENNEBEN-
HÖHLEN,
POLLEN-
BESCHWERDEN**

INDIKATION

Allergien (Pollenflug); akute und chronische Nasennebenhöhlen-entzündungen; Schnupfen.

SYMPTOME

erschwertes Atmen, evtl. lokaler Druckschmerz über einer oder beiden Nebenhöhlen; verstopfte Nase.

1   Leukosaphir (weißer Saphir), facettiert geschliffen
2   Aquamarincabochon
3   Moosachatcabochon (auf der schlimmeren Seite)

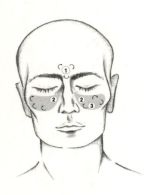

Der Leukosaphir läßt sich sehr gut durch einen Skelettquarz (Engelsquarz/Elastialquarz) ersetzen; Spitze nach unten weisend.
    Sie benötigen außerdem noch einen Dumortierit, mit dem Sie, während die anderen Steine aufliegen, den gesamten Bereich über den Nasenneben-, Kiefer- und Stirnhöhlen zart kreisend betupfen bzw. in Rechtskreisen massierend abgehen. Am Folgetag können Sie das Legemuster wiederholen und zur Erdung unter beide Füße Donnereier legen.

AUFLAGEDAUER

ca. 20 Minuten, 2-3 x täglich wiederholen.

Herztypen erhalten bei dieser Legung noch je 2 Bergkristallspitzen in jede Hand, Herz/Bauch-Typen je 2 Rauchquarze (Einender oder Stufen). Kopf-Typen und allen anderen Auratypen wird das Wurzelchakra sowie der Bereich unter beiden Füßen mit erdenden Heilsteinen versorgt.

HALS

**GRIPPALER
INFEKT**

INDIKATION

Gemeiner Schnupfen; banale, klassische Erkältung.

SYMPTOME

Anfangs wäßriges Nasensekret, später gelb (grün) werdend; Hustreiz; Heiserkeit; leichtes Fieber; Gelenk- und Gliederschmerzen; Mattigkeit; abends ist alles schlimmer; evtl. Schweißausbrüche.

1. TAG
1 blauer Chalzedon
2 weißer Chalzedon
3 Heliotrop (möglichst rot-grün-gelb)
4 Flammenjaspis (ersetzbar durch grünen Kalzit)
5 Dendritenachat

2. TAG
1 blauer Coelestin-Einender (Spitze weist nach unten)
2 weißer Chalzedon
3 Skelettquarz, möglichst Doppelender
4 Flammenjaspis (grüner Kalzit)
5 Dendritenachat

AUFLAGEDAUER
1. und 2. Tag: 20-30 Minuten

INDIKATION
Virusgrippe; grippaler Infekt

SYMPTOME
Gliederschmerzen, Schlappheit; Husten; Auswurf; Fieber; Brustschmerz; Kopfweh; evtl. Übelkeit.

1.-4. TAG
1 Fluoritoktaeder (blaulila)
2 Mondstein
3 Oolith
4 Schwefel, kristallin (Stufe)
5 Serpentin
6 Dolomit
7 Dow-Bergkristall-Einender
8 Rauchquarz (Doppelender oder kleine Stufen oberhalb der Kniescheibe)
9 Holz (versteinert, verkieselt, im Liegen unter beide Füße)

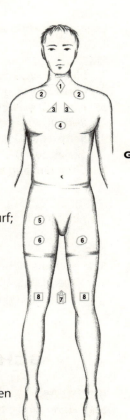

GRIPPE

AUFLAGEDAUER
20-30 Minuten

HEISERKEIT

INDIKATION
Zustand nach Erkältungen, Grippe, Bronchitis, Kehlkopfreizung und -entzündung; blockiertes Kehlchakra; Überbeanspruchung der Stimme.

SYMPTOME
Heisere, krächzende Stimme; Räusperzwang; Schmerzen und/oder Rauhigkeitsgefühl in Hals und Kehle.

1. TAG
Legemuster »Grippaler Infekt« (S. 111) für den 1. Tag.

2. TAG
1   blauer Chalzedon (Kehlchakra)
2   Chrysokoll (li. und re. neben dem Hals)
3   blauer Coelestinkristall (Schlüsselbeingrube, Spitze nach unten)
4   Bergkristall-Doppelender (auf dem Brustbein, möglichst ein Skelettquarz)
5   Citrin (entlang dem unteren Brustkorbrand auflegen)

AUFLAGEDAUER
20 Minuten

TIP
Sind auch die Nebenhöhlen mitbetroffen, zusätzlich das Legemuster »Allergie« (S. 106/107) für den 1. Tag mit auflegen.

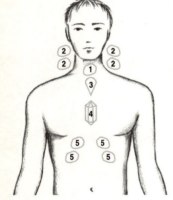

SCHULTER UND ARME

INDIKATION
Sog. »Tennisarm«; Nervenausstrahlungsschmerz in HWS, Schulter, Arme, Hände und Finger.
1   blauer Saphir (Natursäule, auf dem 5.-7. Halswirbel)

2 Chrysopras (1. Brustwirbel)
3 Smaragd
4 Lepidolith (auf den Hauptschmerzpunkten)
5 Turmalinstäbchen (zur Überbrückung)
6 Labradorit (Hände zur Faust schließen)
7 Karneol (Leiste)
8 Schörl-Doppelender, dick (= schwarzer Turmalin; auf dem 2. Chakra)

AUFLAGEDAUER
Bis zum Nachlassen des Schmerzes evtl. täglich bis zu 4 x 10 Minuten wiederholen. *Vor* drohender Über- oder Fehlbelastung wird dieses Legemuster prophylaktisch (vorbeugend) appliziert.

EINGEKLEMMTER NERV (HWS-BEREICH) TENNISARM
Beispiel Tennisarm, links

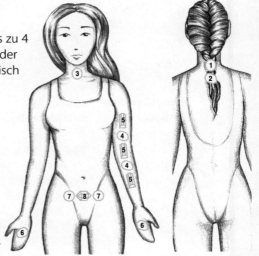

INDIKATION
Rheumaschmerz; Zustand nach Zerrung, Über- oder Fehlbelastung des Schultergelenks: Halswirbelsäulen-Ausstrahlungsschmerz. Affektionen der Rotatorenmanschette.

SYMPTOME
Tiefer Schmerz im Schultergelenk; Ausstrahlungsschmerz in Schulter und Schulterblatt, Arme, Hals und obere Brustwirbelsäule.

1 Obsidian (alle Obsidiansorten sind geeignet)
2 Labradorit
3 Turmalinstäbchen (Kreuzlegung, auf dem Hauptschmerzpunkt)
4 Amazonit
5 Bernstein

Auf dem Hauptschmerzpunkt liegt der Obsidian, umgeben von 4 Turmalinstäbchen. Drohen die Steine abzurutschen, kann man sie mit Klebestreifen oder einem kleinen Heftpflaster fixieren.

SCHULTER-SCHMERZEN

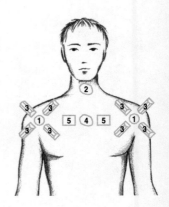

AUFLAGEDAUER

ca. 20 Minuten, 1-3 x täglich, bis zum Abklingen der Beschwerden.

TIP

Dieses Legemuster kann man gut im Wechsel mit dem Legemuster »Eingeklemmter Nerv/Tennisarm« anwenden.

BRUST UND RÜCKEN

BRONCHITIS ERKÄLTUNG

INDIKATION
Bronchitis; Erkältung; Raucherhusten.

SYMPTOME
Husten mit Auswurf; Heiserkeit; Fieber; Krankheitsgefühl; Mattigkeit; belegte Zunge.

1. Bergkristall, facettiert (auf der Kehle)
2. Apatit-Einender, blau (Spitze nach unten, Brustbeinmitte)
3. Indigolith-Einender (Spitze nach oben, Brustbeinmitte)
4. Türkis
5. Azuritstüfchen
6. blauer Kalzit
7. Lapislazuli
8. Goldtopas-Einender (über dem Nabel, Spitze nach oben)
9. Sodalith
10. gelber Jaspis (= Kalaharijaspis)
11. Pyritachat (Höhe Sexualchakra)
12. Rhyolith aus Australien (auf beiden Nieren einer)

AUFLAGEDAUER
20 Minuten

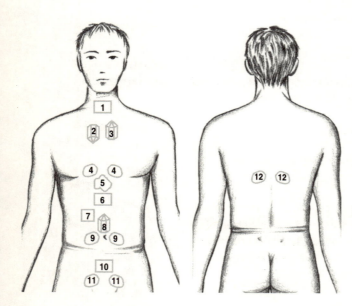

INDIKATION
Verspannte, über- und fehlbelastete Muskulatur links und rechts der Wirbelsäule; diffuser Rückenschmerz.

MUSKEL-VERSPANNUNG

SYMPTOME
Harte Muskelknoten (Myogelosen); Schmerz; Bewegungseinschränkung; Einnehmen von Schonhaltungen.
1. Girasol/Wasseropal
2. Spinellkristall (auf dem Hauptschmerzpunkt)
3. kleine Bergkristall-Einender (links und rechts der Wirbelsäule)
4. Topas, blau
5. Lava (auf dem Kreuzbein)
6. Obsidian (auf allen Nebenschmerzpunkten)
7. Flintstein oder Flintsteinaggregat
8. Rubellitkristall (= roter Turmalin-Einender)

Die gesamte Muskulatur längs der Wirbelsäule mit Bergkristall-Einender Typ Tabular (die haben eine stumpfe Spitze) massieren. Danach die Legemustersteine auflegen. Nach der Behandlung eine oder mehrere Bergkristallkugelketten tragen – tagsüber oder damit ins Bett legen.

AUFLAGEDAUER
Bis zum Nachlassen der Schmerzen.

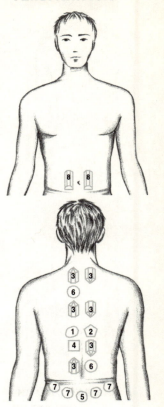

INDIKATION
Muskelverhärtungen (Myogelosen), die durch seitliche Verbiegung mit gleichzeitiger Torsion der Wirbelsäule entstehen.

MYOGELOSEN (SKOLIOSE-BEDINGT)

SYMPTOME
Schmerzen der gesamten Rückenmuskulatur; Schulterhochstand; Beckenschiefstand; oft scheint ein Ärmel oder ein Hosenbein zu lang; lokale Muskelverhärtung; Bewegungseinschränkung von Hals und Lendenwirbelsäule; rasche Ermüdung der gesamten Muskulatur; Fehlhaltung, Ausstrahlungsschmerz (z.B. Nierendruckschmerz).

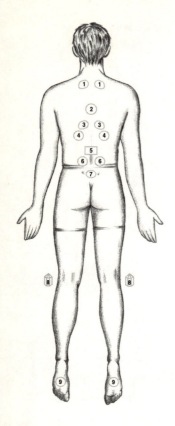

1 Chrysokoll
2 Analzim(-Katzenauge). Höhe Rückseite Herzchakra
3 Karneol/Sarder (innere untere Schulterblattspitze)
4 Malachit
5 Flammenjaspis
6 Girasol/Wasseropal
7 Lava, Rubin oder Neptunit
8 Bergkristall-Einender
9 Hermanover Kugel-Hälfte (je 1/2 Kugel unter der Fußsohle)

AUFLAGEDAUER
20 Minuten

NIERENDRUCK-SCHMERZ

INDIKATION
Schlechte Nierenfunktion; Ödeme; Neigung zu Glomerulonephritis und Infektionen von Niere und Blase.

SYMPTOME
Schwäche; Nierenschmerz; druckempfindliches Nierenlager; Neigung zu Kopfschmerz, Anämie und Wasserretention.

1 Fluoritoktaeder, blau (Stirnmitte)
2 grüner Kalzit (Herzchakra)
3 rosa-weißer Kalzit (Oberbauchregion)
4 Orangenkalzit (auf dem Nabel)
5 Dow-Bergkristall-Einender (Spitze nach unten)
6 Falkenauge
7 Onyx, schwarz (auf der Kniescheibe)
8 Charoit (neben den Außenknöcheln)

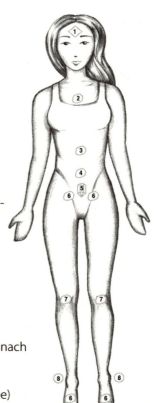

9 Lepidolith (auf jeder Niere)
10 Citrine (um die Lepidolithe legen)
11 Citrin-Doppelender (verbindet beide Lepidolithe)

AUFLAGEDAUER
30-40 Minuten

TIP
Die Lepidolithe und Citrine kann man schon in Nierenhöhe auf der Liege auf einem mehrfach dick gefalteten Handtuch auslegen, ehe der Patient (oder Sie) sich hinlegen. Die Steine drücken sich in eine weiche Unterlage durch das Körpergewicht gut ein, liegen fest in Position und sind dadurch fast nicht spürbar.

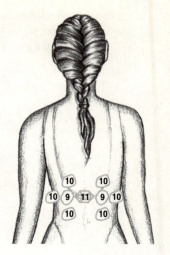

BAUCH

INDIKATION

BAUCH-SCHMERZEN MIT BLÄHUNGEN

Anfallartiges oder chronisches Bauchweh mit Aufgetriebenheitsgefühl oder Blähungen, dessen Ursache bekannt und ärztlich abgeklärt worden ist.
1 Rosenquarz (Herzchakra)
2 Aventurin, grün
3 Bernstein oder Sonnenstein
4 Obsidian (um den Nabel)
5 Rubinsäule (Übergang zwischen 1. und 2. Chakra)

AUFLAGEDAUER
20 Minuten

Im Anschluß an dieses Legemuster lohnt es sich, eine Malachit-Kugelkette zu tragen, um die Nachwirkung zu intensivieren.

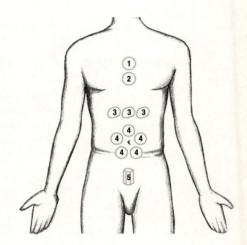

BAUCHSCHMERZ, PERIODENSCHMERZ

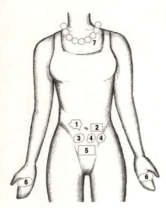

INDIKATION
Bauchschmerzen; Periodenschmerz; nervös bedingte Abdominalbeschwerden; ungewohnte Kost.

SYMPTOME
Krämpfe, Tenesmen und Schmerzen in Bauch und Unterleib, die wandern können oder in Brust, Leiste und die Rückenregion ausstrahlen.

Während und nach der Behandlung tragen Sie bitte eine Karneolkugelkette (am besten geringelter Karneol).
1 Gwindelquarz (über dem Hauptschmerzpunkt, in diesem Falle rechts des Nabels), Spitze nach unten weisend auf den Hauptschmerzpunkt
3 Obsidian (direkt auf dem Hauptschmerzpunkt, in diesem Fall rechts unterhalb des Bauchnabels)
2 Malachit
4 Hämatit
5 Plasma (grüner Jaspis, groß)
6 versteinertes Holz (locker in den Händen halten)
7 Karneolkugelkette (8 mm, 60-80 cm lang)

AUFLAGEDAUER
20-30 Minuten, so oft, wie nötig.

BLÄHUNGEN

INDIKATION
Beschwerden durch Briden (Verwachsungen), Infektionskrankheiten, Kummer, Streß oder zu fette, ungewohnte Nahrungsmittel; Pankreasinsuffizienz; Obstipation.

SYMPTOME
Rumoren im Bauch; Gedunsenheits- und Völlegefühl; Flatulenz; Bauchschmerz; belegte Zunge; Spasmen.

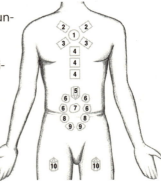

1 Rosenquarz (Herzchakra)
2 Kunzit
3 Rhodochrosit
4 rosa und grüne Turmalinstäbchen
5 Naturcitrin-Einender (Spitze weist auf den Nabel)
6 Olivin (Peridot)
7 Bernstein (auf dem Nabel)
8 Obsidian
9 Jade (grün oder gelb)
10 Bergkristall- oder Rauchquarz-Einender (mehr als 100 g, Spitze weist in Richtung Kopf)

AUFLAGEDAUER
10-20 Minuten

GALLENKOLIK

INDIKATION
Zustand nach Gallenkolik, Stauungsleber oder Hepatitis; Krampfneigung der Gallenwege.

SYMPTOME
Wellenartige starke Oberbauchschmerzen, die bis in die Schultern einstrahlen können; Übelkeit; Angst.
1 Azurit-Malachit (am rechten Brustkorbunterrand in Leberhöhe)
2 Labradorit
3 Obsidian
4 Bergkristall, facettiert
5 Pyritsonne (Solarplexus-Chakra)
6 Rutilquarz
7 Tigerauge (Sakral-Chakra)
8 Bergkristall-Einender (je größer als 100 g), schräg in der Leiste, Spitze zeigt zum Nabel

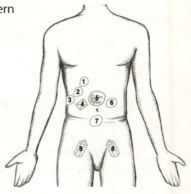

AUFLAGEDAUER
20-30 Minuten

Das Legemuster kann 1-2 x tägl. aufgelegt werden. Bleiben Rückenschmerzen zurück, empfiehlt es sich, nach 3 Tagen auf das Legemuster »Myogelosen«, bei zurückbleibenden Schulterschmerzen auf das Legemuster »Schulterschmerzen« überzuwechseln.

LEBER-GALLE-AUFLAGE

INDIKATION
Zustand nach Hepatitis oder Entzündung der Gallenblase; Beschwerden im Verlauf des Leber- oder Gallenblasen-Meridians: chronische Übelkeit; Fettunverträglichkeit.

SYMPTOME
Diffuser Oberbauchschmerz und Druckgefühl; Völlegefühl; Kopfschmerz mit Übelkeit und Sehstörung; Verdauungsprobleme nach unterdrückter Wut; heller, grauer Stuhl. Beschwerdenverschlimmerung durch Wind und Nässe.

1 Citrin
2 Bernstein, klar
3 Mookait
4 Azurit-Malachit
5 Goldfluß
6 Pyritsonne (auf dem Nabel)
7 roter Chalzedon (Sakralchakra)
8 Turmalin (Wurzelchakra)

AUFLAGEDAUER
bis 30 Minuten, am besten 1-2 x tägl.

Ich gebe zu, dies war längere Zeit mein Lieblingslegemuster. Da war ich selbst mein bester Kunde – aber nicht lange, weil es jedesmal so prompt wirkte.

SCHMERZEN IM ABDOMINALBEREICH

INDIKATION
Schmerzen im Unterbauch-, Nabel- und/oder Oberbauchbereich, die sich keinem Organ eindeutig zuordnen lassen und keinen Notfall (ärztlich abklären lassen!) darstellen.

SYMPTOME
Blähungen; Spasmen; Tenesmen; (Ausstrahlungs-)Schmerz, diffus oder punktuell, chronisch oder akut.

1 Fluorit (Drittes Auge)
2 rosa und grüne Turmalinstäbchen (Bereich Herzchakra)
3 Achat-Minigeodenhälfte (Herzchakra)
4 Bergkristall-Doppelender
5 Bergkristall-Einender (Spitze nach unten weisend, kleiner als 100 g)

6 Turmalin-Natureinender, schwarz (Spitze schräg nach oben weisend)
7 Azurit-Malachit (auf der Leber)
8 gelber Jaspis (auf dem Nabel)
9 Obsidian (Mahagoni-Obsidian)
10 roter Jaspis (Sakralchakra)
11 Rauchquarz-Doppelender (Wurzel-Chakra)
12 rote oder grauschwarze Kieselsteine
13 Bergkristall-Einender, größer als 100 g oder Bergkristallstufen (Fußrücken oder unter den Fußsohlen)

AUFLAGEDAUER
20 Minuten

TIP
Dieses Legemuster kann mehr! Es ist auch ideal zum Chakrenausgleich und zum Entgiften einsetzbar (2-3 x wöchentlich 20 Minuten).

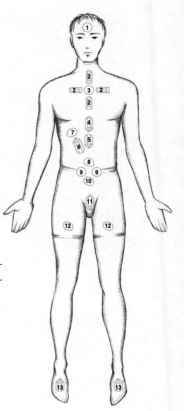

STARKE MENSTRUALBLUTUNG

INDIKATION
Zu häufige, zu heftige und/oder schmerzhafte Regelblutung und damit verbundene chronische Anämie.

SYMPTOME
Heftige Monatsblutungen, oft hellrot mit dunklen Klumpen; Bauch- und Kreuzschmerz; Schwäche- und Kältegefühl. Oft vorher Pickel, Frieren, Gedunsenheitsgefühl (PMS).
1 Malachit (um den Nabel herum)
2 Mookait
3 Prehnit (Sakralchakra)
4 Hämatit (genau in der Leiste)
5 Karneol oder Sarder (Übergang Lendenwirbelsäule ins Kreuzbein)
6 Chrysokoll (auf dem Kreuzbein, innerhalb der »Grübchen«)

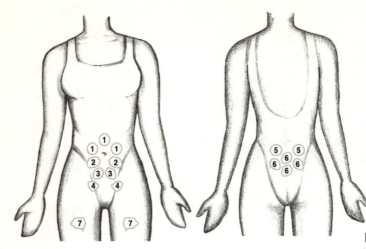

7 Rauchquarz (Stufe, Ein- oder Doppelender)

Alle Monate wieder bin ich auch hier selbst mein bester Kunde: Jahrzehnte bewährt, nie verkehrt.

TIP
Weitere Abhilfe schafft die vorbeugende Einnahme (ca. einen Tag vor Periodenbeginn anfangen) von folgenden ganzheitlich wirkenden Mitteln: »Russelli-Reintoxin Horvi« (Firma Horvi-Chemie) oder »Elaps corallinus D 6« (Staufen Pharma). Akut alle 20 Minuten 3-6 Tropfen direkt auf die Zunge geben, danach 3 x tägl. 5-10 Tropfen.

HINWEIS
Dieses Legemuster kann sehr müde und schläfrig machen.

HÜFTE UND BEINE

BEIN- UND KNIESCHMERZEN

INDIKATION
Beschwerden bei oder nach Rheuma, Gicht, Verschleiß (Arthrose), Fraktur, Zerrung, Prellung, Fehl- und Überbelastung (z.B. langes Stehen).

SYMPTOME
Schmerzen in Knie, Leiste, Hüfte; Ausstrahlungs- oder Druckschmerz; brennende Füße; Schwellungen.

LEGEMUSTER FÜR KNIESCHMERZ RECHTS
1 Charoit (Stirnmitte)
2 Morganit (Herzchakra)
3 Flores-Amethyst (oder Lavendelquarz bzw. Amethyst)

4 Rauchquarzstufe (auf dem Knie)
5 Ametrin-Einender (Spitze nach oben)
6 Ametrin, facettiert (getrommelt)
7 Moqui Marble (egal, welcher)
8 Bergkristall, facettiert
9 weißer Apophyllitkristall
10 Fluorit
11 Bergkristall-Einender, Typ Rechtsdreher (energieverdichtend)
12 Dow/Schamanendow-Bergkristall-Einender

AUFLAGEDAUER
ca. 30 Minuten

TIP
Zur Wirkungsintensivierung können Sie während der Steinauflage mit einem Rauchquarzlaser Energie in beide Knie geben: Laser wie einen Bleistift anfassen und Strichführungen im Ätherkörper (Millimeter über der Haut) über dem Knie ausführen. Oder Prana-Energie geben: lindgrün und orange (Farben durch die Innenhandchakren abgeben).

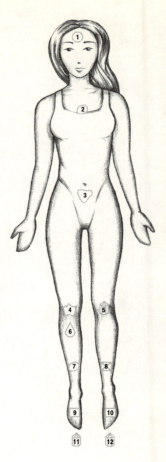

OBERSCHENKELHALSFRAKTUR

INDIKATION
Oberschenkelhals- und Darmbeinbruch, besonders bei älteren Patienten mit Herz- und Lungenfehlfunktion.

SYMPTOME
Starker Frakturschmerz; Bewegung und Belastung unmöglich; evtl. starke Schwellung und Blutung im Frakturgebiet.

LEGEMUSTER FÜR OBERSCHENKELHALSBRUCH RECHTS
1 Leukosaphir, facettiert
2 blauer Topaskristall (Kehle)
3 blauer Saphir-Naturkristall (Thymusdrüse bzw. Herzchakra)
4 Flammenjaspis

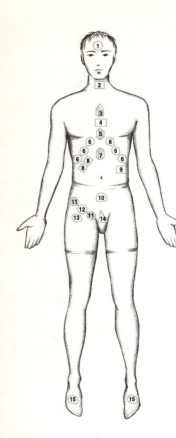

5 Citrin-Doppelender (längs)
6 Citrin (entlang dem unteren Brustkorbrand, möglichst viele)
7 Citrin-Einender (Spitze nach oben)
8 Malachit (auf der Leber)
9 grüner Jaspis (auf der Milz)
10 Schwefelstufe (Sakralchakra)
11 gelber Apatitkristall
12 Obsidian (auf dem Bruchgebiet)
13 Zirkon, facettiert
14 Rauchquarzlaser (Wurzelchakra) oder anderen Rauchquarz-Einender (Spitze weist auf den Schwefel)
15 Palmholz, verkieselt (Fußrücken) oder anderes Holz.

AUFLAGEDAUER
20 Minuten
Dieses »de luxe«-Großlegemuster hat es in sich. Sie können es sowohl in der ersten Woche täglich direkt auf den Körper des Patienten auflegen (später reicht 2 x wöchentlich, bis der Gips ab ist) als auch eine Fernbehandlung mit der Energie dieses Legemusters durchführen. Das kann jeder!

VORGEHENSWEISE
Sie legen die Steine in der tätsächlichen Größe der betroffenen Person auf einer Couch oder dem Fußboden aus und lassen das Legemuster von da ab ständig so liegen, bis der Gips wieder abgenommen wird.

Die Legemuster-Energie schicken Sie dem Patienten mental zu, ein- oder mehrmals täglich, ca. 20 Minuten lang. Hierfür entzünden Sie 20 Minuten lang 7 lachsfarbene, neue Kerzen an einem Venustag (Freitag), denken intensiv an die Person – notfalls noch ein Foto von ihr zwecks besserem Vorstellungsvermögen vor die brennenden Kerzen legen – und senden ihr die Legemuster-Energie. Nach 20 Minuten werden die Kerzen gelöscht (*nicht* ausgeblasen) und am Folgetag wieder 20 Minuten lang entzündet.

Diese Methode habe ich erfolgreich für einen Oberschenkelhalsbruch und für eine Darmbeinfraktur bei einem jungen Mann ohne Herz- und Lungenproblemen eingesetzt. In beiden Fällen mußten die Brüche in Narkose genagelt werden. Bereits am OP-Tag, schon vor dem Eingriff, habe ich begonnen, die Legemuster-Energie zu schicken. Beide Patienten haben die Narkose völlig komplikationslos prima überstanden, beide Brüche sind gut ausgeheilt, trotz hohem Narkoserisiko und etlichen anderen Komplikationen.

Das Legemuster habe ich für den Darmbeinbruch etwas variiert: Es kamen noch je ein weißer Fluorit und Kalzit im Bruchbereich hinzu. Je älter ein Patient ist, desto mehr Saphire sollte man auflegen, also ruhig auch zwei, statt einem auf Stirn und Thymus, falls man genügend Saphire hat.

Das Legemuster »Oberschenkelhalsbruch« kann auch kurmäßig zur Förderung des Knochenstoffwechsels, besonders bei älteren Menschen mit Asthma, Emphysem und Rechtsherzinsuffizienz eingesetzt werden.

KNIE

KNIESCHMERZ

INDIKATION
Knieschmerz durch Entzündung, Zerrung, Prellung, Über- und Fehlbelastung, Abnutzung (Gonarthrose); Lymph- und Bänderschwäche; Rheuma; Gicht; Fraktur.

SYMPTOME
Scharfer oder dumpfer (Ausstrahlungs-)Schmerz in Oberschenkel, Unterschenkel, Kniescheibe.

LEGEMUSTER FÜR BEIDE KNIE
1 Bergkristall (auf dem Nabel), getrommelt oder als Stufe
2 Lepidolith (in der Leiste)
3 rosa, blaue, grüne und schwarze Turmalinstäbchen
4 Lavendelquarz (auf der Kniescheibe)
5 Bergkristall, klar
6 Rutilquarz (in der Kniekehle)
7 Charoit (auf der Achillessehne)

AUFLAGEDAUER
20-30 Minuten

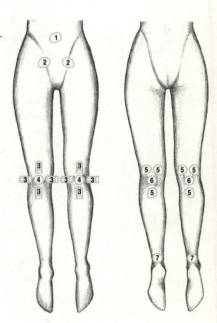

FUSS

BRANDWUNDE MIT BLASEN

INDIKATION
Nachbehandlung von Verbrennung, Verätzung oder Biß.

SYMPTOME
Brennender starker Schmerz; Rötung; Schwellung; Bewegungseinschränkung; Blasenbildung; Hitzegefühl.

1. TAG
Indigolith- und Rauchquarzkugelkette tragen, evtl. ein entzündungshemmendes Schmerzmittel (z.B. Aspirin) nehmen, die Wunde ärztlich versorgen lassen. Wenn dies erfolgt ist: Verband mit Eigenurin (Morgenurin ist optimal) regelmäßig tränken. Zusätzlich etwas Heilerde aufstreuen und zerriebene Globuli des homöopathischen Mittels »Causticum« (C 30). Beispiel Brandwunde linker Fußrücken: Über den uringetränkten Verband und die mit Causticum bestreute Wunde vorsichtig einen großen Socken ziehen und zwischen Verband und Socke einen Indigolith, einen Prasem und einen Bergkristall fixieren

2. TAG
Weiterhin Heilerde auf den Fußrücken streuen. Sie bindet Gifte und trocknet die Blasen aus. Dasselbe gilt für den Urin und das Causticum. Zwischen Socken und Verband kommen nun: ein Indigolith und ein facettierter, schöner Rauchquarz. Ab heute können Sie Indigolith- und Achatkugelketten tragen, bis die Wunde abgeheilt ist.

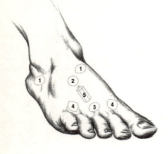

3. TAG
Direkt auf die Wunde ein Papiertüchlein geben und folgende Steine über den gesamten Fußrücken auflegen:
1   Bergkristalltrommelsteine
2   Karneolcabochon
3   Dioptas (gegen Schock auf Zellebene)
4   Achatcabochons
5   Indigolith-Einender

AUFLAGEDAUER
Bis die Wunde beginnt, zu nässen, max. ca. 2 Std.
Danach noch mal Heilerde aufstreuen und Urin auf die Wunde geben.

Ab heute (= 3. Tag) legen Sie nachts in Fußhöhe ein Donnerei ins Bett, solange, bis die Wunde (narbenlos) verheilt ist.

4. UND FOLGENDE TAGE
Nun 1-3 x tägl. über 20 Minuten folgende Steine direkt auf die Wunde legen:
- einen Indigolith
- eine Achatscheibe mit Ringeln oder einen Cabochon
- einen Flores-Amethyst (den kann man auch zwischen Verband und Socke eingeklemmt tagsüber ganz drauf lassen).

Wunde weiterhin mit Heilerde und Urin versorgen, abends das Donnerei in Fußhöhe mit ins Bett legen und die Indigolith- und/oder Achatketten tagsüber tragen. Meine große Brandwunde am Fuß verheilte super mit dieser Methode.

BRANDWUNDE LINKER FUSS, 3. TAG
1. Bergkristall (Trommelware, klar)
2. Karneol (Cabochon)
3. Dioptasstufe
4. Achatcabochon, gebändert oder geringelt (mit Hautsignatur)
5. Indigolith (= blauer Turmalin)

ALLGEMEINBESCHWERDEN

AURASCHUTZ-AUFLAGE

INDIKATION
Negativeinflüsse aller Art; Neurodermitis; Zustand nach schwerer Krankheit, Kummer, Streß, Narkose oder Suchtleiden (Drogen, Alkohol); Umweltschäden.

SYMPTOME
Leistungsknick; Hautausschlag; Antriebslosigkeit; Nervosität; schlechter Schlaf; Unruhezustände.

1. eisgrüner Kalzit (obere Stirnmitte)
2. Turmalin-Katzenauge (Nasenwurzel)
3. Zirkon (auf der Schilddrüse)
4. Beryll (Schlüsselbeingrube)
5. Rhyolith (unter dem Schlüsselbein)

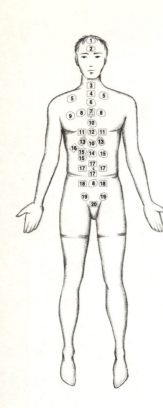

6 Prasem
7 Uvitkristall (Spitze nach unten) oder Adaminstüfchen
8 Moosachat (Höhe Herzchakra und neben 18)
9 grün-weißer Aragonit (Höhe Herzchakra)
10 grüner Turmalin, edel (Scheibe oder Trommelstein)
11 grüne Turmalinstäbchen
12 grüner Turmalincabochon
13 Schörl-Einender (Spitze nach oben), auf den Cabochon weisend
14 grüner Aventurin
15 Dioptaskristalle
16 grüner Kalzit (auf der Leber)
17 Porphyrit (um den Nabel herum)
18 grüne Jade (edel, aus Rußland)
19 Variszit (zwischen 19 und 20)
20 grüner Jaspis (= Plasma, auf dem Wurzelchakra)

AUFLAGEDAUER
Mindestens 30 Minuten, wenn Sie viele Steine durch Bergkristall ersetzen müssen, bis zu 1 Stunde

Dieses Legemuster ist wahrlich ein »Traum in Grün«. Durch die vielen Turmaline belebt es enorm. Dennoch kann es geschehen, daß Sie unter Ihren Steinen regelmäßig einschlafen. Macht nichts, dann wirkt die Steinenergie eben länger auf Sie ein. Im Schlaf kann sie es ohnehin besser. Denken Sie nur an den »Tempelschlaf« der alten Ägypter. Was denen hochwillkommen war, kann uns nur recht sein. *Zu viel* Energie erhalten können Sie bei diesem Legemuster kaum. Das liegt an den vielen grünen (= ausgleichend, regenerierend) Steinen, die eine sehr ruhige Gesamtlegemuster-Energie erzeugen.

Sollten Sie nicht alle für diese Legung benötigten Steine besitzen, können Sie etliche durch Bergkristall (klare Trommelware) ersetzen. Die Heilkraft des Legemusters wird dadurch zwar etwas anders und abgeschwächt; dies können Sie aber durch eine längere Auflagedauer ganz gut kompensieren. Turmalin-Einender lassen sich durch Bergkristall-Einender ersetzen, der Uvitkristall – außer durch Adamin – durch Smaragd oder grünen Aventurin. Natürlich können Sie auch eine kleine Kette, anstatt einem Trommelstein, verwenden.

DEPRESSIONEN

INDIKATION
Akute oder chronische psychische oder seelische Niedergeschlagenheit; mangelnde Lebenslust; Labilität.

SYMPTOME
Antriebsarmut; Grübelei; Minderwertigkeitsgefühl; mangelnde Lebensfreude; Appetit- und Schlafstörungen; Verzweiflung; Resignation; Hoffnungslosigkeit; Persönlichkeitsveränderung; Apathie im Wechsel mit Wut.
1 Onyx (Stirnchakra)
2 Charoit (neben dem Halsansatz)
3 Tigerauge
4 Topas-Einender (Imperial- oder Silbertopas)
5 Citrin (Trommelware)
6 Citrin-Einender (Spitze nach unten)
7 Rutilquarz (Sakral-Chakra)
8 Pyritachat (Wurzel-Chakra)

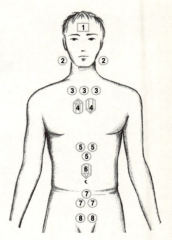

Eventuell zusätzlich erden mit Holz oder reichlich Rauchquarz in den Händen und unter den Fußsohlen, falls der Patient unruhig wird oder zu wenig verspürt.

AUFLAGEDAUER
Wie üblich ca. 20 Minuten

ENTSPANNUNG UND BELEBUNG DER AURA

INDIKATION
Zur Erholung, Regeneration; bei Nervosität und Streß; Anämie; Überarbeitung; Erschöpfung; Reizbarkeit.

SYMPTOME
Erschöpfung; Übermüdung; innere Unruhe; Ausgebranntsein (Burn-out-Syndrom); CFS (Chronisches Müdigkeits-Syndrom); Vergeßlichkeit; Launenhaftigkeit; sexuelle Unlust.
1 Amethyst/Lavendelquarz (5. Chakra)
2 Bergkristall-Einenderchen
3 blauer Chalzedon
4 Sugilith (am Schlüsselbein)
5 Achat-Minigeodenhälften
6 Realgar (auf einem Tüchlein)

7 Thulit
8 Rubellit (= roter Turmalin)
9 Onyx (2. Chakra)
10 Rutilquarz (1. Chakra)
11 Bergkristall oder Milchquarz
12 Rauchquarz-Einender (mehr als 100 g) oder Rauchquarzstufen (Fußrücken)
13 Charoit (in den Händen halten)

AUFLAGEDAUER
20 Minuten

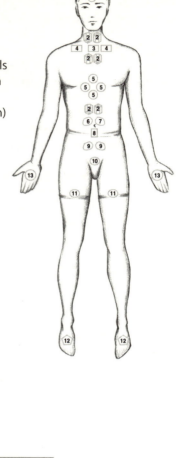

VERBESSERUNG DER ENTGIFTUNG

INDIKATION
Kurmäßig zur Verjüngung; nach Infekten und Entzündungen; Rheuma; Gicht; Allergie; Fastenkur; Gewebeverschlackung; Übersäuerung; Ekzem; PMS; Asthma; Nieren- und Nierenmeridianschwäche; Akne; Fehlernährung; Nikotinkonsum.

SYMPTOME
Saurer Urin; Mundgeruch; belegte Zunge; chronische Heiserkeit; Muskel-, Knochen- und Kopfschmerz; Juckreiz; Müdigkeit; Leistungs-, Seh- und Verdauungsschwäche; chronisch rezidivierende Infekte; Herpes.

1 Fluorit-Doppelender (längs, an der Stirn)
2 Citrin (oberster an der Kehle, unterster im Nabel)
3 Bergkristall-Einenderchen (über dem Schlüsselbein Spitze nach innen; unter dem Schlüsselbein Spitze nach außen)
4 grüner Kalzit (Höhe Thymus)
5 Topas-Einender (Spitze nach unten, neben 3 mit Spitze nach oben)
6 Amazonit, edel
7 Tigerauge (in der Leiste)
8 Rutilquarz (in der Leiste)
9 Pyritachat (Wurzelchakra)
10 Magnesit/Howlith (in den Händen)
11 Bernstein (klar, mit tierischem Einschluß)

AUFLAGEDAUER
20-40 Minuten

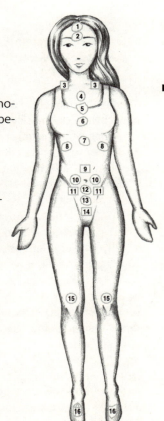

ERSCHÖPFUNG

INDIKATION
Überlastung; Überforderung; Anämie; hohes Lebensalter; Kreislaufschwäche; Appetitlosigkeit; Müdigkeit.

SYMPTOME
Müdigkeit; Reizbarkeit; vegetative Labilität; Kreuzschmerz; mangelnde Konzentrationsfähigkeit; Schwäche.

1 Kunzit (6. Chakra)
2 Rhodochrosit (Nasenwurzel)
3 Chiastolith
4 Staurolith (4. Chakra)
5 Smaragdcabochon
6 Heliotropcabochon
7 Magnesit
8 Malachit
9 Bergkristallstufe (3. Chakra)
10 Jade (grün oder gelb)
11 Orangenkalzit
12 Bernstein
13 Tigerauge (2. Chakra)

14 Trümmerjaspis (1. Chakra)
15 Onyx
16 Engelsquarz (= Elastialquarz)

AUFLAGEDAUER
20-30 Minuten

TIP
Dieses Legemuster läßt sich gut abwechselnd mit der »Auraschutzauflage« (S. 127) und der »Verbesserung der Entgifung« (S. 130) legen, um einen Kureffekt zu erzielen.
Alle drei genannten Legemuster lassen sich gut in einem Kieselsteinschutzkreis zu Hause auf dem Boden legen.

FOLGEN VON ZU VIEL NIKOTIN

INDIKATION
Nach Kneipenabenden (zu viel geraucht, zu lange aufgeblieben) und exzessivem Nikotinkonsum.

SYMPTOME
Übelkeit; Kopfweh; Katergefühl; Kratzen im Hals; Mattigkeit; schlechter Geschmack im Mund; Hustenreiz.

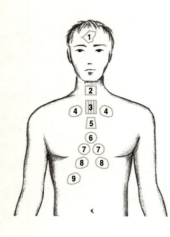

1 Azurit (Stirnchakra)
2 blauer Topaskristall (Kehlchakra)
3 blauer Chalzedon (Bänderung längs legen)
4 Dolomit (Höhe Herzchakra)
5 Dumortierit
6 Kupferchalzedon (oder eine andere Chalzedonsorte)
7 Moosachat (oder Dendritenachat)
8 Rhyolith (auf dem oberen Brustkorbrand)
9 Magnesit (auf der Leber)

AUFLAGEDAUER
Beim Nachmittagsschläfchen am folgenden Tag können Sie mit dieser Steinauflage etwas einnicken und die Steine währenddessen drauflassen.

TIP
Anschließend wäre die Erdungsübung (Kapitel 3) nicht schlecht oder das Legemuster »Raubbau/Raucherentwöhnungshilfe« (falls Ihre Reue nach der Legung ungebrochen anhält)!

INDIKATION

Geburtstrauma (Brutkastenkind, Nabelschnur um den Hals, lange Wehen, kein Wunschkind usw.); pränatales Trauma; Neigung zu Depressionen.

SYMPTOME

Mangelndes Selbstwertgefühl; kein Glück in der Liebe; Alpträume; Gewichtsprobleme; mangelnde Lebenslust.

1 Azurit (Stirnchakra)
2 Lapislazuli (Kehlchakra)
3 Aquamarin
4 Dioptas (Herzchakra)
5 Rosenquarz
6 Flores-Amethyst
7 Goshenit (auf dem Nabel; nicht durch Bergkristall ersetzbar!)
8 Pyritachat
9 Goldfluß
10 Orangenkalzit (Sakralchakra)
11 Karneol (Sakralchakra)
12 Rauchquarz (Höhe Wurzelchakra)
13 Chrysokoll (Höhe Wurzelchakra)
14 Bergkristall-Einender (auf dem Knie und in der Hand)
15 Holz (versteinert oder verkieselt)
16 Skelett/Engels/Elastialquarz (im Liegen unter dem Fuß)
17 Bergkristall-Einender des Behandlers (stiftförmig in der Hand zu halten).

Der Behandler hat einen Bergkristall-Einender in der Hand und zieht die Legemusterenergie damit von unten nach oben durch die Aura des Patienten (Pfeilrichtung beachten). – Nur als Partnerübung möglich.

AUFLEGEDAUER

Variabel, bis zu 1 Stunde

TIP

Dieses Legemuster kann man im Wechsel oder in Anschluß an die Erdungsübung (Kapitel 3) durchführen. In diesem Falle führt man die Erdungsübung das erste Mal vorsichtshalber

GÖTTLICHE VERBUNDENHEIT UND ERDUNG

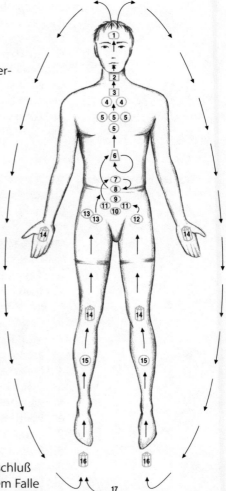

ohne auf den Körper gelegte Steine aus und schaut, wie der Patient alles verträgt. Anfangs sind nämlich durchaus heftige emotionale Reaktionen möglich. Sind starke Geburtsengramme vorhanden, sollte diese Übung nicht ohne eine vorherige Behandlung des prä- bzw. perinatalen Traumas durch einen hierfür ausgebildeten Behandler (Heilpraktiker, Hypnosetherapeut) durchgeführt werden.

VORGEHENSWEISE
Sie legen die Kristalle für das Legemuster von unten nach oben auf den Patienten auf. Zuerst werden die Skelettquarze unter die Fußsohlen des entspannt Liegenden, mit der Spitze zum Kopf des Patienten weisend, plaziert, dann alle anderen, von unten nach oben. Der in dieser Legung durch keine andere Steinsorte ersetzbare Goshenit liegt im Nabel. Nach ca. 3 Minuten führt der Behandler langsam kleine Strichführungen in Pfeilrichtung aus. Zuerst die Energie an beiden Beinen Richtung Leiste ziehen, dann erst höher, Richtung Kopf arbeiten.

LEBENSWÄRME

INDIKATION
Ständiges Frieren; kalte Hände und Füße; Verlassenheitsgefühl; seelische Kälte; Zukunftsangst.

SYMPTOME
Kältegefühl; depressive Verstimmung; Hypotonie; Ödeme; Untergewicht; Übersensibilität; Verdauungsschwäche.

1 Analcim(-Katzenauge), Stirnmitte
2 Citrin
3 rosa und grüne Turmalinstäbchen (obere grün, untere rosa)
4 Malachit (bogenförmig über die Pyritsonne legen)
5 Bernstein
6 Pyritsonne (auf dem Nabel)
7 Rubellit (Sakralchakra)
8 Rubinsäule (aufrecht längs auf dem Wurzelchakra)
9 Schwarze Lava oder Obsidiane (unterhalb der Leiste)

AUFLAGEDAUER

20 Minuten, ein paar Tage hintereinander.

TIP

Sie können die Schwarze Lava/Obsidiane bei der ersten Legung weglassen, falls der Patient sehr angegriffen wirkt. Dann den Bogen aus Malachiten und Bernstein *unter* der Pyritsonne anordnen.

NACHMITTAGSTIEF, NIEDRIGER BLUTDRUCK

INDIKATION

Niedriger Blutdruck (Hypotonie); Funktionsschwäche des Blasen-Meridians.

SYMPTOME

Leistungstief am frühen Nachmittag; Kreislaufschwäche; »Sternchen sehen« beim Bücken; Fiepen in den Ohren.

1 Flammenjaspis (notfalls auch gelber Jaspis)
2 Bernstein, mit Tiereinschluß
3 Citrin
4 Malachit
5 Rauchquarzlaser (1. Chakra)
6 Zirkon (überm Knie)
7 Obsidian (Kniescheibe)
8 Moqui Marble-Pärchen (je einer auf dem Fußrücken)

Und für die, die es vertragen:
9 Hermanover Kugel (je eine Hälfte in jeder Hand halten)

AUFLAGEDAUER

Maximal 20 Minuten

HINWEIS

Die Hermanover Kugel-Hälften sind kein unbedingtes »Muß«. Sie intensivieren die Legemusterenergie jedoch ungemein.

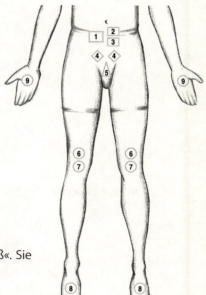

RAUBBAU, RAUCHERENT-WÖHNUNGSHILFE

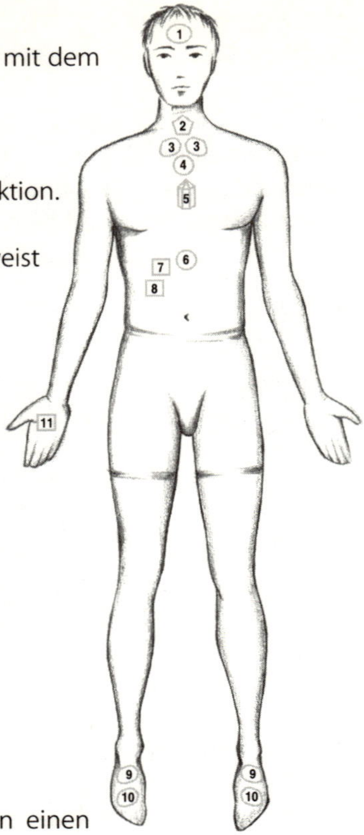

INDIKATION

Körperliche Überlastung; Entschluß, mit dem Rauchen aufzuhören.

SYMPTOME

Schwäche; eingeschränkte Atemfunktion.
1. lila Jade (Stirnansatz)
2. blauer Coelestinkristall (Spitze weist nach oben)
3. Hämatitcabochons
4. Heliotrop
5. Bergkristall-Einender Typ Generator (Spitze nach oben)
6. Dumortierit (Sonnengeflecht)
7. Porphyrit (auf der Leber)
8. grüne Jade (auf der Leber)
9. Rhodonit (oberer Fußrücken)
10. Rubellit (unterer Fußrücken)
11. Diaspor (in die rechte Hand).

AUFLAGEDAUER

20-40 Minuten

TIP

Tragen Sie an Auflage-freien Tagen einen Dumortierit (Donut, Kette, Hosentaschenstein) und einen Diaspor bei sich.

ROT TANKEN

INDIKATION

Rotmangel in der Aura; Körperkräftigung; Depressionen.

SYMPTOME

Lustlosigkeit auf jedem Gebiet; Hypotonie; ständiges Frieren; Schlappheit; Konzentrations- und Verdauungsschwäche; Gereiztheit; Stimmungstief; Müdigkeit.

LEGEMUSTER (AM BESTEN KURMÄSSIG)

1. Tigereisen (je größer, desto besser)
2. Ochsenauge
3. Zoisit mit Rubin

4 Schörlstäbchen (= schwarzer Turmalin), die 3 und 5 verbinden
5 roter Chalzedon
6 Krokoit (Sakralchakra)
7 Granat/Rubin (Höhe Sakralchakra)
8 Rubellitkristall
9 Rutilquarz-Einender (Spitze nach unten).

AUFLAGEDAUER
20 Minuten

TIP
Mutige ersetzen Granat/Rubin durch Realgar (auf ein Tüchlein legen).

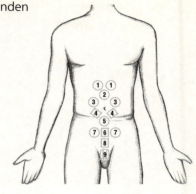

INDIKATION
Ein- und Durchschlafstörungen.

SYMPTOME
Zu kurzer, zu flacher oder zu unruhiger Schlaf, der nicht die gewohnte Erholung bringt; Tagesmüdigkeit.
1 Lavendelquarz/Amethyst (Haaransatz)
2 blauer Chalzedon (Bänderung längs)
3 Aquamarin (Kehle)
4 Smaragdcabochon
5 Analzim-Katzenauge
6 Chrysokoll
7 hellgrüner Turmalin
8 Rhodonitcabochon
9 Malachit
10 Citrin (im Nabel)
11 Feueropal
12 Realgar/Adamin
13 Ametrin-Einender (unter dem Fuß)
14 Dow-Bergkristall-Einender

AUFLAGEDAUER
30 Minuten. Falls man einschläft, Steine drauf lassen.

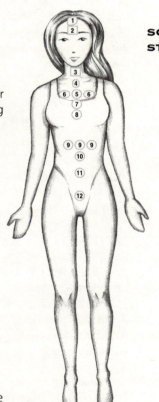

SCHLAF-STÖRUNGEN

SCOTTIE, ENERGIE!

INDIKATION
Zum »Rasch-mal-kurz-Aufladen« ideal.
1. Indigolith-Einender (Spitze n. oben)
2. Uvit-Einender (Spitze n. unten)
3. Citrin
4. Rubellit-Einender (rechter: Spitze n. unten, linker: n. oben)
5. Moqui Marbel-Pärchen (Männchen unter den rechten Fuß, Weibchen unter den linken).

AUFLAGEDAUER
10-20 Minuten

HINWEIS
Durch die ausgeklügelte Spitzenausrichtung und die Moqui-Energie entsteht ein rasanter Energiezug mit langer Nachwirkungszeit. Bitte unterschätzen Sie diesen Effekt nicht beim ersten Austesten.

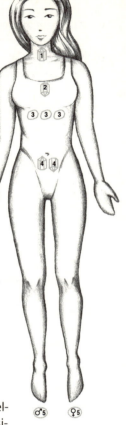

SONNENGEFLECHT STÄRKUNG

INDIKATION
Verdauungsprobleme aller Art; chronische Übelkeit; Krampf- und Verkrampfungsneigung; Pessimismus.

SYMPTOME
Durchfall oder Verstopfung; »nervöser« Magen; Darmdysbiose oder Pilzbefall; Nervosität; verspannte Bauch- und Lendenwirbelsäulenmuskulatur.
1. Indigolith-Einender (Spitze nach oben)
2. blauer Chalzedon
3. Morganit
4. Rosenquarz
5. Bernstein
6. Sodalith
7. Ametrin-Einender (auf Sodalith weisend)
8. Karneol/Sarder

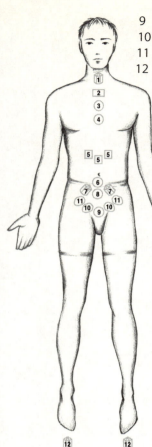

9 Mahagoniobsidian
10 Falkenauge
11 Pyritachat
12 Bergkristall-Einender (mehr als 100 g), im Liegen auf Fußsohlenchakra weisend (am besten Rechtsdreher).

AUFLAGEDAUER
20 Minuten

HINWEIS
Dieses Legemuster bringt Ruhe, macht müde und nährt das 3. und 4. Chakra. Es ist vor dem Schlafengehen ideal.

Kapitel IV

ERDUNGSÜBUNG

ALLEIN ODER ZU ZWEIT

Und zum krönenden Abschluß verrate ich Ihnen gerne eine der schönsten Erdungsübungen aus meiner täglichen Praxis. Sie läßt sich problemlos allein oder zu zweit durchführen, und Sie können Ihren eigenen Erdungsstatus (bzw. den Ihres Patienten) im Verlaufe der Übung *direkt* bestimmen.

Es ist nicht schlecht, wenn während der Behandlung eine (Bienenwachs-)Kerze brennt. Sie spendet heilendes Licht, läutert Energien und nimmt viel Unruhe und Destruktives sowohl vom Patienten als auch vom Behandler.

Auch Duftlampen, die Zimt-, Orange-, Narde-, Patchouli- oder Beifußaromen verströmen, sind oft sehr beliebt. Herz-Typen lieben auch Rosenduft oder Weihrauch.

Zur Eigenbehandlung können Sie sich den Text praktischerweise auf eine Kassette sprechen und für sich selbst ablaufen lassen. Wer mag, kann den Text auch mit Musik unterlegen. Erlaubt ist also alles, was gefällt und das Wohlbefinden steigert. Die Übung ist genau auf die Situation »Behandler-Patient« zugeschnitten. Mit ihrer Hilfe können Sie völlig eigenständig eine komplette Heilsteinsitzung in Profimanier durchführen. Warum sollte es nun gerade diese Erdungsübung sein? Sie haben beim Lesen des Buches in dem Kapitel mit den Auratypen sicher bemerkt, daß die meisten so ihre Probleme haben, vor allem mit der Erdung. Daher ist es sinnvoll, genau hier anzusetzen.

Hand auf's Herz: die Folgen mangelnder Erdung kennt man doch aus eigener Erfahrung: Vergeßlichkeit, Nervosität, Reizbarkeit, Unkonzentriertheit und Schlappheit. Oft entsteht das Gefühl, man sei nicht in seiner Mitte, ruhe nicht in sich, stehe neben sich oder fühle sich einfach nie so richtig fit und leistungsfähig. Probleme mit dem Kreislauf (meist zu niedrig und/oder Wetterfühligkeit), Krampfadern (Varizen), Lymphstau (»dicke Beine«), Cellulite (Orangenhautphänomen), Bänderschwäche (umgeknickter Fuß), Knie- oder Nierenprobleme können sich manifestieren. Auch das Gewicht kann als Folge ständiger mangelnder Erdung (bei normalen Essensrationen, wohlgemerkt) viel zu hoch liegen oder sich als hartnäckiges Untergewicht zeigen.

Eine normale Erdung läuft folgendermaßen ab: Mit den Fußsohlennebenchakren wird erdende Rotenergie über den gesamten Beinverlauf Richtung Wurzelchakra gezogen. Dieses ist von sich aus ebenfalls in der Lage, große Mengen dieser Energie aufzunehmen (Öffnungsrichtung: zur Erde hin, nach unten). Ihrer Aura ist diese Energiequalität immerhin so wichtig, daß sie dafür mindestens zwei Hauptversorgungsquellen buchstäblich offenhält.

Meist ist die Fähigkeit, über die Fußsohlenchakren Energie aufzunehmen, durch Schuhwerk (es müssen also noch nicht einmal die berühmten engen Pumps sein), Fußbodenheizungen, Betonfußböden, Kabel- und Wasseradernverläufe sowie andere Störfelder im Zimmer gemindert.

Logisch, daß sich auch sämtliche Narben, Verbrennungen sowie angeborene oder erworbene Schwächen an Beinen und Füßen nicht gerade förderlich auf diesen Energiezulieferer auswirken. Dazu gehören z. B. Spitz- und Klumpfuß, Platt-, Senk- und Spreizfuß, Deformationen und Schäden am Unterschenkel (Varizen, »offene Beine«, Nagelungen von Skiunfällen), am Knie (Arthrose, Rheuma, Meniskusschäden) und am Oberschenkel (Frakturen) bis hin zum Dammbereich (Dammschnitt). In solchen Fällen wird zu wenig Erdenergie aufgenommen, und aufgrund von erheblichen Verlusten an Blockadestellen kommt noch weniger davon im Wurzelchakra an.

Kompensatorisch öffnet sich dieses in einem gesunden Lichtkörper auch prompt. Gibt es auch hier Probleme, können andere Chakren zur Energiebeschaffung notfalls mit einspringen (siehe Herz-Typ). Ein Teil der mangelnden Erdungsenergie wird durch das Sakralchakra, z. B. durch eine erfüllte Sexualität und Partnerschaft über einen liebevollen Partner, der diese Energie im Überschuß abstrahlt, aufgenommen.

Doch wer lebt schon wie im Märchen glücklich bis ans Ende seiner Tage? Ein Großteil erdender Energie wird deshalb auch ganz unromantisch und profan vom Körper über bestimmte Nahrungsmittel (z. B. Kartoffeln, Wurzeln, Erdnüsse, Keime) aufgenommen und durch Bestätigung im Freundeskreis und Berufsleben über das Herzchakra. Das ist übrigens *kein* Energievampirismus, sondern legitim. Alles, was man ißt oder mit dem Herzen tut, ist also gar nicht mal so nebensächlich.

Dies schicke ich nur vorweg, um Ihnen die Bedeutung gut fließender Erdungsenergien vor Augen zu halten. Für die Vorgehensweise bei der Erdungsübung gibt es prinzipiell zwei Möglichkeiten:

1. Der Patient kommt mit irgendwelchen Beschwerden (z. B. Kopfweh) und erhält »sein« Legemuster.
2. Der Patient hat nichts Akutes, fühlt sich aber ausgelaugt, minderwertig, müde, lustlos oder fahrig.

In diesem Falle erhält der Patient das übliche, bereits im »Steinschlüssel« erwähnte Standardlegemuster. Dabei werden von unten nach oben auf den entspannt Liegenden folgende Steine aufgelegt: Unter die Füße z. B. Rauchquarz, versteinertes Holz, Bergkristall (Einender oder kleine Stufen); auf beide Fußrücken z. B. Onyx, Rauchquarz, Kieselsteine, Falkenauge, Silex, Hämatit; auf jedes Knie Onyx, Holz, Schörl, Rubin; auf beide Leisten Jaspis, Falkenauge, Rauchquarz, Hämatit, Schörl.

Anschließend kommt auf jedes Hauptchakra, außer dem Scheitelchakra, ein Stein (eine Kette) in der korrespondierenden Chakrenfarbe: 1. Chakra = rot, schwarz; 2. Chakra = orange; 3. Chakra = gelb, gold; 4. Chakra = grün, rosa, gold; 5. Chakra = blau; 6. Chakra = dunkelblau, lila oder glasklar. Der Herz-Typ (und bei Bedarf gern auch andere) erhält in jede Hand noch einen schönen großen Bergkristall-Einender, Spitze zum Kopf hin weisend. Supernervöse erhalten noch einen Schutzkreis um den Körper, bestehend aus Sodalith, Kieselstein, Flint oder Bergkristallen.

Die Steine sind nun aufgelegt und wirken. Sie sitzen neben dem liegenden, gegebenenfalls mit einer Baumwolldecke bis zum Kinn abgedeckten Patienten. Sie können die Steine auch vor der Übung wieder abnehmen. Sie halten den Patienten dazu an, abzuschalten und sich zu entspannen. Achten Sie bereits vorher auf einengende Kleidung oder zu feste Gürtel oder Sockenabschlüsse. Die stören den Energiefluß, ebenso Quarzuhren (vorher ablegen, samt Gürteln). Ermuntern Sie Ihren Patienten dazu, von allen Gedanken, die in seinem Kopf sind, abzulassen und die Augen zu schließen (notfalls mit einem Tuch abdecken). Lenken Sie seine Aufmerksamkeit nun auf das Hier und Jetzt, das aktuelle Geschehen.

TEXT

»Sie liegen ganz entspannt auf dieser Liege. Sie spüren, wie Ferse, Beine, Gesäß, Schultern, Hände und der Hinterkopf sanft die Liege berühren. Ihr Atem geht ganz ruhig und gleichmäßig. Sie achten ab jetzt nur noch auf Ihren Atem und auf meine Worte. Mit jedem Atemzug, den Sie tun, atmen Sie Belastendes aus. Ihr rechter Fuß ist ganz entspannt und schwer.

Auch ihr rechter Unterschenkel, das rechte Knie und der rechte Oberschenkel liegen ganz entspannt und schwer auf der Liege. Sie spüren kaum, wie die rechte Ferse die Unterlage berührt. Auch Ihr linker Fuß ist ganz entspannt und schwer. Ebenso Ihr linker Unterschenkel, das linke Knie und der linke Oberschenkel. Sie spüren nun, wie Ihr Bauch und Ihre Brust sich leicht heben, mit jedem Einatmen, und wieder senken, mit jedem Ausatmen. Ihr Körper liegt schwer und sanft auf der Liege auf. Sie spüren Ihre Schultern. Die rechte Schulter liegt entspannt und schwer auf. Ebenso der rechte Oberarm, der rechte Ellbogen, der rechte Unterarm und die rechte Hand.

Die linke Schulter liegt entspannt und schwer auf. Auch der linke Oberarm, der linke Ellbogen, der linke Unterarm und die linke Hand. Ihre Nackenmuskeln sind völlig locker und entspannt, ebenso die Kiefermuskulatur. Sie spüren, daß Ihr Hinterkopf ganz schwer auf dem Kissen ruht. Beide Schultern sind locker und schwer.

Ihr Atem geht ruhig weiter, leicht und gleichmäßig, ganz automatisch. Bauch und Rücken sind locker und entspannt. Mit jedem Atemzug ziehen Sie nun Heilenergie, die überall um Sie ist, in Ihre Lunge. Mit jedem Ausatmen geben Sie Belastendes einfach ab. Fast scheinen Sie knapp über der Liege zu schweben.

○ Sie richten Ihre Aufmerksamkeit nun gezielt auf die rechte Fußsohle. Sie öffnen das rechte Fußchakra. Sie spüren in der Mitte der Fußsohle nun ein leichtes Ziehen oder Prickeln. Sie konzentrieren sich auf die linke Fußsohle. Sie öffnen das linke Fußsohlenchakra. Sie spüren nun auch an der linken Fußsohle ein Prickeln oder Ziehen.«

CHECK-FRAGE 1
Spüren Sie das Ziehen oder Prickeln?
Ja: Weitermachen.
Nein: Notiz machen und ab ○ wiederholen.

»Sie atmen ganz ruhig weiter. Ihre Schultern sind immer noch ganz entspannt. Ebenso die Bauchdecke, der Kiefer und der Kopf.

○ Sie saugen nun mit jedem Einatemzug rote Energie bis an beide Fußsohlenchakren heran. Die rote Energie fließt träge und langsam. Sie stammt aus der Tiefe der Erde. Sie spüren ihre Wärme an beiden Fußsohlen.«

CHECK-FRAGE 2
Spüren Sie die Wärme?
Ja: Weiter im Text.

Nein: Ab ⊙ wiederholen; Notiz: Chakren blockiert.

> »Sie öffnen nun beide Fußsohlenchakren. Immer weiter und weiter gehen sie auf. Sie spüren ein Kribbeln und Wärme in beiden Füßen. Ihre beiden Beine arbeiten nun wie zwei Strohhalme. Sie saugen rote, warme Energie durch die Fußsohlenchakren, die wie Öffnungen eines Strohhalmes weit auf sind, die Füße hinauf. Sie tauchen nun, wie ein Strohhalm, mit beiden Füßen in den See voll roter, warmer Energie zu Ihren Füßen ein.«

CHECK-FRAGE 3

Ist das angenehm?
Ja: O.k., weiter im Text.
Nein: Notiz machen: Evtl. Mangel an Sexualenergie, Depressionen, Ängste. Im Nachgespräch gezielt danach fragen!

> »Sie spüren die Wärme der roten, warmen Energiemasse. Sie sehen ihre rote Farbe.«

CHECK-FRAGE 4

Beschreiben Sie den Farbton (orangerot/ochsenblutrot o.k.).
Patient sieht kein Rot oder gelbrötliche Mischfarben: Konzentrationsmangel, Schüchternheit, Vergeßlichkeit (später nachfragen).

> »Sie ziehen weiter durch die rechte Fußsohle rote Energie in den Fuß und füllen ihn mit rot auf. Sie ziehen auch durch die linke Fußsohle Rotenergie und füllen den linken Fuß mit Rot auf. Mit jedem weiteren Einatmen ziehen Sie das Rot höher und höher die Füße hinauf. Auch wenn Sie nach der Behandlung nicht mehr bewußt daran denken, werden Sie mit jedem Atemzug Rotenergie durch die geöffneten Fußsohlenchakren nach oben ziehen.
> ⊙ Sie ziehen die rote, warme Energie auch in den linken und rechten Knöchel hinauf. Sie bieten Ihren Zellen dieses Rot an. Es nährt, wärmt und kräftigt Sie. Sie lieben diese Farbe. Sie sehen, wie alle Zellen der Fußsohle, der Zehen, der Füße und der Knöchel sich gierig mit Rot vollsaugen.«

CHECK-FRAGE 5

Sehen Sie, daß Füße und Knöchel in Rot getaucht sind?
Ja: O.k., weitermachen mit der Übung.

Nein: Ab ⊙ wiederholen.

»Auch wenn Sie nicht mehr daran denken, nehmen sich alle Zellen Ihrer Fußsohlen, Ihrer Zehen, Füße und Knöchel Rot und stärken sich damit.
Mit dem nächsten Atemzug ziehen Sie die rote Energie höher, in beide Unterschenkel hinein. Durch Fußsohlen, Zehen, Füße, Knöchel und Unterschenkel steigt die warme Rotenergie aus dem roten See hinauf und füllt die Unterschenkel aus. Ihre Zellen baden darin und saugen das Rot in sich ein. Es kräftigt sie, es nährt sie. Mit dem nächsten Atemzug ziehen Sie das Rot noch weiter hinauf, bis in beide Knie. Sie füllen beide Knie mit dieser Farbe.«

CHECK-FRAGE 6
Sehen Sie, daß Füße, Knöchel, Unterschenkel und Knie mit Rot gefüllt sind?
Ja: O.k., weitermachen.
Nein: Später nach Knieschäden fragen, Kniechakren arbeiten aus irgendwelchen Gründen unzureichend (Notiz machen, nachfragen).

»Sie beobachten, wie sich die Zellen beider Knie mit Rotenergien vollsaugen. Sie entgiften und regenerieren sich damit, besonders die Kniegelenkszellen. Auch wenn Sie nicht mehr daran denken, bauen Ihre Zellen das Rot restlos in sich ein und kräftigen sich damit.
⊙ Mit dem nächsten Einatemzug ziehen Sie das Rot noch weiter hinauf durch die Oberschenkel, bis in beide Leisten. Durch Zehen, Füße, Knöchel, Unterschenkel, Knie und Oberschenkel fließt nun nährendes, wärmendes Rot Richtung Leisten.«

CHECK-FRAGE 7
Sehen Sie das?
Ja: O.k., weitermachen.
Nein: Oberschenkelnebenchakren arbeiten ungenügend, Patient später auf OP-Wunden, Cellulite, Varizen oder chronische Krankheiten genau befragen, ab ⊙ nochmal wiederholen.

»Alle Zellen im Beinverlauf nehmen noch mal eine Extraportion Rotenergie in sich auf. Sie kräftigen sich damit, entschlacken, entgiften und leben sehr viel länger.

○ Sie atmen ganz ruhig und gleichmäßig weiter. Mit dem nächsten Einatmen ergießt sich die rote Erdenergie aus beiden Beinen und der Leiste in Ihr Becken. Sie fühlen, wie Ihr Becken und das Kreuz ganz warm werden. Sie sind so warm, wie Ihre Beine.«

CHECK-FRAGE 8
Ist das so?
Ja: O. k., weiter im Text.
Nein: Wurzelchakra arbeitet ungenügend (»blockiert«), ab ○ den Text wiederholen.

»Die rote Energie fließt in Ihr Becken. Stellen Sie sich vor: Ihr Becken ist der Behälter Ihres Körpers für Vitalenergie. Aus diesem Reservoir wird alles gespeist. Es ist sehr kostbar. Es füllt sich höher und höher mit roter Energie auf.«

CHECK-FRAGE 9
Wenn Ihr Becken ein Kessel wäre, in dem rote Tomatensuppe kocht, wie sähe der Topf aus?
Günstige Antworten:
Schwarzes Gußeisen, stabil, aus Kupfer, mit Spiralen verziert, mit soliden Henkeln, warm glänzendes Metall, groß.
Ungünstige Antworten:
Klein, leicht, aus Aluminium, womöglich zerbeult, geflickt, ungemustert, stumpf, blind, ohne Henkel, verbogen, alt usw.
Faustregel:
Je schöner gefertigt und größer der Kessel beschrieben wird, desto besser arbeiten Fußsohlennebenchakren und das Wurzelchakra – der Patient ist selbstbewußt und belastbar.
Kleiner Kessel:
Minderwertigkeitsgefühle, Schüchternheit, Schwäche, Depression. Patient ist im Streß und nicht voll belastbar. Bei hartnäckig schlecht Geerdeten sollten Sie das Aussehen des Kessels liebevoll korrigieren und eine großzügige Füllhöhe vorgeben. Atmet der Patient bei der Korrektur zu unruhig, an ruhiges Atmen erinnern und Belastendes abatmen lassen.

CHECK-FRAGE 10
Wie hoch ist der Kessel mit roter Suppe gefüllt?
Günstige Antworten (gute Energiesituation):
Zu drei Vierteln bis randvoll.

Faustregel:
Je leerer, desto weniger Vitalenergie hat dieser Mensch. Notiz machen und später nach Schocks, Traumata, Krankheiten und Trennungen in der Vorgeschichte fragen.

> »Sie atmen ganz ruhig und regelmäßig weiter. Mit dem nächsten Atemzug ziehen Sie durch die Fußsohlen, die Zehen, Füße, Knöchel, Unterschenkel, Knie, Oberschenkel und Leisten heiße rote Energie die Beine hinauf.«

CHECK-FRAGE 11
Wie sehen Sie diese Energie aufsteigen? Als dünner Faden oder als breiter Strom?
Rinnsal:
Energiefluß durch die Chakren ist zu gering; Patient ist möglicherweise sehr verschlackt.
Breiter Strom:
Energiefluß gut, alles o. k. (notieren).

CHECK FRAGE 12
Wie schnell steigt diese Energie aufwärts?
Faustregel:
Je schneller sie aufströmt, desto besser fließen die Energien im gesamten Lichtkörper.

> ◐ »Versuchen Sie nun, mit Hilfe der Hitze aus Ihrem roten Energiefluß, der beständig durch die Fußsohlen nach oben strömt, ein Feuer unter Ihrem Kessel zu machen. Erhitzen Sie die rote Suppe.«

CHECK-FRAGE 13
Wärmt sich der Kessel auf, sind Metall und Suppe warm?
Ja: O. k., weitermachen.
Nein: Ab ◐ wiederholen, denn der Patient muß sich unbedingt mehr fließende Energie in die Aura holen. Wiederholen Sie alles hartnäckig, bis die Suppe heiß ist und brodelt!

> »Nehmen Sie nun das Bild Ihres wunderschönen Kessels, voll mit brodelnder Lebensenergie, tief in sich auf. Genießen Sie es. Beständig fließen Rotenergien aus der Tiefe der Erde durch Sie hindurch, die Beine hinauf. Sie heizen Ihr Becken, den Kessel, auf. Entnehmen Sie aus dieser unermeßlich

großen Erdenergiequelle, soviel Sie brauchen. Es ist davon im Übermaß für uns alle vorhanden. Beleben Sie mit diesem Rot alle Zellen Ihres Körpers. Sie brauchen es zum Leben. Auch wenn diese Sitzung vorbei ist und Sie nicht mehr daran denken, werden Ihre Körperzellen aus dem Energievorrat in Ihrem Becken weiterhin Rot entnehmen und verbrauchen. Zur Erdung, zum Entgiften, Regenerieren und Beleben.«
Sie atmen nun ein paar Male ganz tief durch und bewegen vorsichtig die Zehen, beide Füße und Knöchel. Sie bewegen und dehnen auch ganz sanft beide Unterschenkel, Knie, Oberschenkel, den Rücken, Hals, Kopf und beide Schultern. Sie bewegen nun auch die rechte Hand, die linke Hand, beide Unterarme, Ellbogen und Oberarme. Sie öffnen die Augen und sind wieder da, mitten im Geschehen. Die Energie, die Sie nun in sich verspüren, können Sie ab sofort für sich und andere einsetzen und gebrauchen.« *Textende*

Falls der Patient Steine aufliegen hatte, nehmen Sie diese von oben nach unten ab. Manche Patienten wollen nachruhen, manche nicht. Während der Sitzung haben Sie sich Notizen gemacht. Wirkt der Patient sehr »geschafft«, befragen Sie ihn lieber nicht unmittelbar nach einer Übung. Warten Sie in diesem Fall bis zu seiner nächsten Behandlungssitzung.

Notieren Sie vor jeder weiteren Übung, was sich in der Zwischenzeit so getan hat: Was hat sich verbessert, was hat sich verschlechtert, was hat sich verändert? Hat der Patient z. B. neue Schlaf- und Essensgewohnheiten entwickelt oder neue Vorlieben?

Bei Erdungsübungen zum Thema »Rot« ist es ganz normal, daß sich anfangs nur kleinere Veränderungen zeigen, meist im Krebsgang: Mal besser, danach wieder etwas schlechter und so fort. Sie drehen durch solch eine zentral greifende Übung immerhin an der Hauptenergiezufuhr einer beseelten menschlichen Aura und arbeiten somit buchstäblich an der Basis. Direktere oder auch subtilere Nachwirkungen werden sich sowohl von Woche zu Woche, zwischen den Einzelsitzungen, als auch Wochen und Monate später nach einer ganzen Serie von Erdungsübungen zeigen. Allzu sporadisch sollte man nicht mit diesen Energien arbeiten – von nichts kommt auch nichts. Überladen im dramatischen Sinne können Sie sich allerdings mit dieser Erdungsübung kaum. Ja, es soll sogar Herz-Typen geben, die durch regelmäßige Übungsfolgen endlich mal warme Füße behalten haben, und andere Auratypen, die seitdem viele Beruhigungstees eingespart haben – na, das ist doch was!

LITERATURVERZEICHNIS

Gienger, M. (1995): *Die Steinheilkunde* (1. Aufl.),
Verlag Neue Erde, Saarbrücken
Johari, H. (1998): *Die sanfte Kraft der edlen Steine* (2. Aufl.),
Windpferd Verlagsgesellschaft mbH, Aitrang.
Rykart, R. (1989): *Quarz-Monographie*,
Ott Verlag, Thun / Schweiz.
Sienko, S. (1995): *Der Steinschlüssel* (1. Aufl.),
Windpferd Verlagsgesellschaft mbH, Aitrang.

ADRESSEN UND BEZUGSQUELLEN

Seminare von Frau Dr. Sienko organisiert der Bücherdienst A. Kautz (Telefon/Telefax: 0221/24 54 86). Heilsteine bieten neben Mineralienhandlungen und Edelsteinlädchen heute auch Buchhandlungen mit großen Esoterikabteilungen an. Für alle Interessierten, die keine Einkaufsmöglichkeiten in ihrer Nähe haben, hat der Verlag in Zusammenarbeit mit der Autorin eine aktuelle Liste mit Versandhändlern von Mineralien zusammengestellt.

Sie können diese Liste anfordern. Schicken Sie dazu an die untenstehende Adresse einen adressierten und ausreichend frankierten Rückumschlag. Sie erhalten damit außerdem Informationen über laufende Seminare der Autorin.

Vielleicht denken Sie, es wäre einfacher, die Adressen einfach an dieser Stelle abzudrucken, damit sie sogleich parat sind. Zwei Gründe sprechen jedoch dagegen: Wir möchten in der Lage sein, jederzeit neue Informationen in die Liste aufzunehmen, es ändern sich immer wieder Anschriften und Telefonnummern, und diesen Ärger wollen wir Ihnen ersparen.

Windpferd Verlag
Stichwort: »Die neuen Heilsteine«
Postfach
87648 Aitrang

Wenn Sie Informationen über weitere Titel oder über Neuerscheinungen möchten, dann surfen Sie im Internet und schauen sich unter

http://www.windpferd.com

um. Hier können Sie darüber hinaus das gesamte Windpferd-Programm kennenlernen.

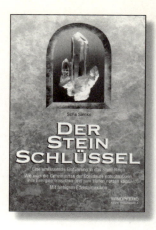
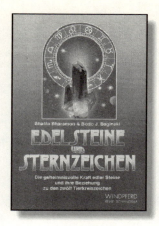

Sofia Sienko

Der Steinschlüssel

Eine umfassende Einführung in das Stein-Reich · Wie man die Geheimnisse der Edelsteine entschlüsseln, ihre Energien freisetzen und zum Heilen nutzen kann · Mit farbigem Edelsteinlexikon

„Der Steinschlüssel" ist ein Kurs in Edelsteinheilkunde. Sofia Sienko hat das Buch geschrieben, das sie sich gewünscht hat, aber nirgends finden konnte, als sie anfing, sich mit Edelsteinen zu beschäftigen. Und sie warnt: dieses Buch macht süchtig nach Steinen. Es informiert umfassend, aber nicht abgehoben, einfach und eingängig über Edelsteine und alles „Drumherum" wie sie zu reinigen, auf den Benutzer einzustimmen, die spezielle Schwingung freizusetzen, mit ihnen zu heilen und vieles mehr. Etwa 100 der meistgebrauchten Edelsteine sind in ihren Heilwirkungen beschrieben und farbig abgebildet.

352 Seiten, DM 39,80, SFr 37,00
ÖS 291,00 ISBN 3-89385-156-9

Shalila Sharamon · Bodo J. Baginski

Edelsteine und Sternzeichen

Edle Steine und ihre Beziehung zu den zwölf Tierkreiszeichen

Das Wesentliche über die Bedeutung der Edelsteine wurde zusammengetragen, wie und warum sie wirken – übersichtlich, anschaulich und lebendig. Der Hauptaspekt liegt dabei auf dem Heilen. Altes Wissen und neue Erkenntnisse über die Wirkung der Edelsteine sind zu einer Quelle zusammengeflossen, 35 der bekanntesten Edelsteine sind mit ihren Heilanwendungen ausführlich beschrieben, außerdem erfährt man, welcher Edelstein für welche Gelegenheit und welches Tierkreiszeichen förderlich ist. Man kann damit den für sich selbst wirksamsten Stein finden und – das ist keine Frage – weiß, wen man mit welchem Stein besonders glückbringend beschenken kann. Mit großer Indikationsliste.

192 Seiten, DM 19,80, SFr 19,00
ÖS 145,00 ISBN 3-89385-050-3

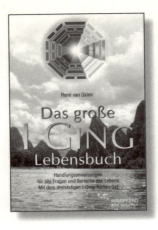
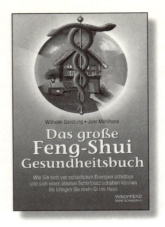

René van Osten

Das große
I Ging Lebensbuch

Handlungsanweisungen für alle Fragen und Bereiche des Lebens · Mit dem dreistufigen I-Ging-Karten-Set

Die Zukunft ist nicht unabwendbar, sie entspringt früheren Taten, formt sich im Denken und Handeln des Hier und Jetzt und manifestiert das, was zukünftig sein wird.
Einzigartig ist die umfassende Interpretation der klaren Handlungsanweisungen: die Bedeutung der Linien. Nirgendwo sind sie bisher lebensnaher und sicherlich nicht ausführlicher beschrieben: allgemein, psychologisch, typologisch und auf die Chakraebenen bezogen. 24 Karten zeigen die universale Symbolik der Trigramme. Element- und Farbzuordnungen machen das I Ging leichter denn je begreiflich.

432 Seiten + 25 I-Ging-Karten
in Buchbox, DM 49,80, SFr 46,00
ÖS 364,00   ISBN 3-89385-174-7

Wilhelm Gerstung · Jens Mehlhase

Das große Feng-Shui Gesundheitsbuch

Wie Sie sich vor schädlichen Energien schützen und sich einen idealen Schlafplatz schaffen können · So bringen Sie mehr Qi in ihr Haus

Über 5000 Jahre reicht die chinesische Kunst des Feng Shui zurück. Heute weiß man: die unsichtbaren Energien wirken direkt auf unsere Gesundheit und unser Wohlbefinden. Die Autoren zeigen, wie sich die unsichtbaren Energien des Feng Shui mit dem Biotensor (Einhandrute) oder Pendel auch ganz direkt messen und bewerten lassen. Dabei wird offensichtlich, daß sich viele Gesundheitsprobleme erklären und auf gestörte Energien zurückführen lassen. In diesem Buch erfahren Sie, wie man die Belastung des Schlafplatzes ermittelt – und mit welchen Mitteln und Wegen die Qualität des Schlafplatzes unmittelbar verbessert werden kann.

280 Seiten, DM 29,80, SFr 27,50
ÖS 218,00   ISBN 3-89385-218-2

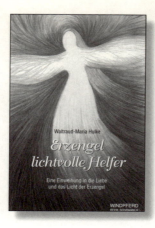
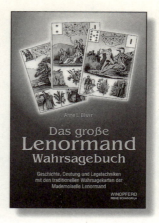

Waltraud-Maria Hulke

Erzengel lichtvolle Helfer

Eine Einweihung in die Liebe und das Licht der Erzengel

In diesem Buch finden sich viele wertvolle Anregungen, wie wir die Erzengel einladen können, uns durch unser Leben zu begleiten, um auf diese Weise ihre helfenden Hände zu spüren.
Dazu zählen unter anderem das Materialisierungs-Ritual, das Zeremoniell einer Wunsch-Realisierung, Anleitungen zur Harmonisierung des Chakra-Systems, die Magnetisierung des feinstofflichen Kraftfeldes, sowie die Energieanhebung mit Hilfe der Tagessiegel, Edelsteine und Töne. Den Ausklang bildet eine wunderschöne, kraftvolle Erzengel-Meditation.

144 Seiten, DM 19,80, SFr 19,00
ÖS 145,00 ISBN 3-89385-171-2

Anne L. Biwer

Das große Lenormand-Wahrsagebuch

Geschichte, Deutung und Legetechniken mit den traditionellen Wahrsagekarten der Mademoiselle Lenormand

Wahrsagen ist die Kunst, schon heute zu wissen, was morgen passiert. Mademoiselle Lenormand gilt als eine der bedeutendsten Wahrsagerinnen der Zeitgeschichte. Bereits ihre Lebensgeschichte zeigt die Fülle der Erfahrungen und Herausforderungen. Sie traf und beriet bedeutende Persönlichkeiten ihrer Zeit und wußte bereits Dinge, die damals noch niemand ahnte. Erstmals werden auch die Sternzeichen auf den Karten ausführlich gedeutet. Mit den umfassenden Deutungsanleitungen in diesem Handbuch ist es möglich, mehr als einen Blick in die eigene Zukunft zu wagen.

296 Seiten, DM 29,80, SFr 27,50
ÖS 218,00 ISBN 3-89385-219-0

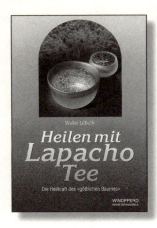 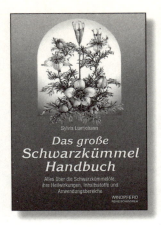

Walter Lübeck

Heilen mit Lapacho-Tee

Die Heilkraft des „göttlichen Baumes" · Alles über Wirkungen, Anwendungen und die beliebtesten Zubereitungen

Das traditionelle Naturheilmittel der Indios, ist eines der wirksamsten, preisgünstigsten, vielseitigsten und wohlschmeckendsten Mittel gegen eine Vielzahl von akuten und chronischen Krankheiten, das von den Indianern entdeckt wurde – und heute wiederentdeckt und überall erhältlich ist. Die Inhaltsstoffe der Lapacho-Rinde wirken entgiftend, pilztötend, antikarzinogen und kommen besonders bei vielen chronischen Problemen zur Anwendung. Zudem ist die Rinde nebenwirkungsfrei und extrem wohlschmeckend. Über die Tradition, die Wiederentdeckung, heilwirksame Substanzen und die umfangreichen wissenschaftlichen Forschungen wird informiert. Dazu die besten Rezepte für Lapacho-Teezubereitungen.

144 Seiten, DM 19,80, SFr 19,00
ÖS 145,00 ISBN 3-89385-222-0

Sylvia Luetjohann

Das große Schwarz-kümmel-Handbuch

Alles über die Schwarzkümmelöle, ihre Heilwirkungen, Inhaltsstoffe und Anwendungsbereiche

Lange durch gute Erfahrung bestätigt, sind die sensationellen Wirkungen des Schwarzkümmels heute auch wissenschaftlich nachgewiesen. Seine Einsatzbereiche reichen von der Hautpflege bis hin zur Behandlung von Erkrankungen der Haut und Atemwege. Dabei können durch seine „Zellhormone" besonders Allergien sowie Infektionskrankheiten wirksam behandelt werden.
In dieser umfassenden Darstellung sind die wichtigsten Scharzkümmelsorten mit ihren spezifischen Wirkungen anhand vieler praktischer Beispiele beschrieben. Die bewährtesten Rezepturen aus der traditionellen und modernen Naturheilkunde für Gesundheits- und Schönheitspflege sowie viele praktische Tips von erfahrenen Schwarzkümmel-Kennern runden diesen wertvollen Ratgeber ab.

176 Seiten, DM 19,80, SFr 19,00
ÖS 145,00 ISBN 3-89385-221-2